Pathologie und Therapie

der

Kehlkopf-Tuberkulose

von

Dr. G. Besold, Badenweiler, früherem leitenden Arzte der Heilanstalt Falkenstein-Taunus.

und

Dr. H. Gidionsen, Düsseldorf, früherem II. Arzte der Heilanstalt Falkenstein-Taunus.

Mit einem Geleitworte

von

Exzellenz Wirkl. Geheimrat Prof. D. Dr. med. **Moritz Schmidt.**

Mit 7 Tafeln und 1 Textabbildung.

Berlin.

Druck und Verlag von Georg Reimer.

1907.

Seiner Exzellenz

Wirklichem Geheimen Rate Herrn Professor D. Dr. med.

MORITZ SCHMIDT

widmen dieses Buch

in aufrichtiger Verehrung und Dankbarkeit

die Verfasser.

Sehr geehrte Herren Kollegen!

Ihrem Wunsche, dem Werk ein empfehlendes Geleitwort mitzugeben, komme ich gern nach, betrifft doch der Gegenstand, den Sie behandeln, ein Thema, an welchem ich von Anfang an und während vieler Jahre mitgearbeitet habe. Es erfüllt mich jetzt mit großer Freude, die Fortschritte unserer Wissenschaft auf diesem Gebiete beobachten zu können, wenn ich daran gedenke, wie skeptisch die ersten Heilungsbestrebungen aufgenommen wurden, wie nach meinem Vortrage in Mailand 1880, in welchem ich von 319 in den Jahren 1877—79 behandelten Fällen von Larynxphthise 16! als geheilt mitteilen konnte, von mehreren Rednern bezweifelt wurde, ob es überhaupt tuberkulöse Erkrankungen gewesen seien. Die Bazillen waren dazumal noch nicht entdeckt, es blieb mir als Beweis nur eine 15jährige Erfahrung als Halsarzt und die gleichzeitige Lungenerkrankung. Von Ziemssen hielt meinen etwas ausgearbeiteteren Vortrag erst dann für die Aufnahme in das Archiv für klinische Medizin geeignet, wenn in dem Titel „Die Kehlkopfschwindsucht und ihre Heilung“ das Wort „Heilung“ durch „Behandlung“ ersetzt würde. Ich schloß meine Arbeit damals mit dem Wunsche: „Ich würde erfreut sein, wenn das Vorstehende den Erfolg hätte, die Aufmerksamkeit der Kollegen diesem Stiefkinde der Therapie wieder etwas mehr zuzuwenden. Ich bin aber auch überzeugt, daß die gemeinsame Beschäftigung vieler

Kollegen mit dem Gegenstande bald mehr und auch wohl bessere Vorschläge zur Behandlung der Kehlkopfschwindsucht hervorbringen wird.“

Der Wunsch ist fast über Erwarten erfüllt worden. Bald kam die Behandlung mit Milchsäure, die mittels schneidender Küretten, Galvanokaustik usw., wie sie im ganzen jetzt noch geübt wird. Meine damaligen 2,5 Prozent Heilungen sind inzwischen jetzt auf 20 Prozent gestiegen.

Ich habe Gelegenheit gehabt, die Kranken, auf welche Sie Ihre Arbeit aufbauen, zu einem kleinen Teil mit zu beobachten, und habe mich überzeugt, daß Sie mit der in diesem Werke geschilderten Behandlungsmethode gute Erfolge hatten.

Es muß aber immer weiter gestrebt werden! Die Ergebnisse müssen noch bessere werden! Namentlich die Fortschritte der chirurgischen Behandlung unter möglichster Asepsis lassen diese Hoffnung als eine begründete erscheinen. Die allgemeine Behandlung der Grundkrankheit darf natürlich nicht vernachlässigt werden. Der Sieg in dem Kampfe gegen diese ausgebreitete Geißel der Menschheit wird aber schließlich zum Hauptteil der Prophylaxe zufallen!

Also auf zum weiteren Kampfe auf der ganzen Linie!

Mit kollegialer Hochachtung

Ihr Moritz Schmidt.

Frankfurt am Main, 27. Oktober 1907.

Vorwort.

Die vorliegende Abhandlung hat als tatsächliche Grundlage die Erfahrungen, welche wir in den letzten zehn Jahren des Bestehens der Heilanstalt Falkenstein im Taunus an den daselbst behandelten Kranken machten. Die im folgenden öfter genannte Zahl von 498 oder 500 zählt nicht alle Kehlkopfkranken, sie ist insofern willkürlich, als wir uns veranlaßt sahen, mit einem bestimmten Tage abzuschließen.

Wir haben so gut wie alles exzidierte Material histologisch untersucht und, wo irgend die Sektion eines Verstorbenen gestattet wurde, unsere bei Lebzeiten des Kranken vertretenen Ansichten kontrolliert durch die Autopsie und durch hierbei gewonnene Präparate. Im Laufe der Jahre hat sich dadurch reichliches Material angesammelt, dessen Bearbeitung uns mit vielfacher Belehrung über den anatomischen Charakter und die Ausbreitung der Larynxtuberkulose lohnte.

Wir haben aber in dieser Arbeit nicht bloß unsere eigenen Erfahrungen, sondern auch die anderer Autoren bis in die letzte Zeit hinein uns zunutze gemacht, freilich nicht in der Weise, daß wir sämtliche Veröffentlichungen, welche uns zu Gebote standen, und sämtliche Autorennamen aufführten. Es erscheint uns vielmehr selbstverständlich, gerade diejenige Literatur vorzugsweise zu berücksichtigen, welche wirklich Neues oder unseren Erfahrungen Widersprechendes bot. Es lag uns also ganz fern, eine möglichst vollständige Sammlung von Meinungen und Eigennamen anzulegen; wer nach ganz bestimmten Eigennamen sucht, der wird sich wohl ebenso enttäuscht finden wie bei gelegentlichen früheren Veröffentlichungen.

Wer über eigene Erfahrungen verfügt und den Mund auftut, der soll unseres Erachtens vor allem seine Meinung sagen; jeder Belesene kann sie dann mit den Erfahrungen anderer vergleichen, soweit ein solcher Vergleich nicht schon innerhalb des Vorgetragenen nötig erschien. Wir halten es nicht für einen Vorzug eines für praktische Zwecke und damit für rasche Orientierung geschriebenen Buches, die Zahl der Seiten anschwellen zu lassen durch unzählige Namen und Zahlenindices. Diese Art von Arbeiten dient hauptsächlich dem literarischen Bedürfnisse. Sie sind gewiß unentbehrlich und erfordern, wie jeder weiß, eine fleißige Sammelarbeit und viel Geduld.

Wir wünschen, daß es uns gelungen sei, vornehmlich dem praktischen Bedürfnisse zu dienen und das für die Praxis Zeitraubende und Farblose des Nebeneinanders von vielerlei Ansichten vermieden zu haben.

Wir hoffen auch, einen Beitrag zur Stütze der Tatsache geliefert zu haben, daß eine umsichtige, technisch geübte laryngoskopisch-chirurgische Behandlung in vielen Fällen wirkliche Heilung bringen kann, jedenfalls aber immer Segen und nie Schaden stiften wird.

Möchten doch viele Kollegen sich veranlaßt fühlen, gerade die anfänglichen Kehlkopfkranken recht frühzeitig sachgemäßer Behandlung zuzuführen.

Besold. Gidionsen.

Inhaltsübersicht.

Einleitung.

Die Darstellung der pathologischen Veränderungen eines bestimmten Organes erfordert ein gründliches Studium nach zwei verschiedenen Richtungen hin. Einmal bedarf es naturgemäß eingehender anatomischer Untersuchungen, zweitens aber ist es notwendig, durch Beobachtung der durch eine gewisse Erkrankung hervorgerufenen abnormen Vorgänge am Lebenden selber diejenige Ergänzung zu finden, die erst eine abgerundete und erschöpfende Bearbeitung des Stoffes ermöglicht. Sehr oft mangelt es nun auf der einen oder anderen Seite an der genügenden Beherrschung des Materials, und dieser Mangel drückt daher von vornherein der betreffenden Arbeit den Stempel der Einseitigkeit auf; natürlich zum Schaden der Sache, da anatomisches und klinisches Studium zusammen erst in fruchtbare Wechselwirkung treten können.

Von diesem Gesichtspunkt aus waren wir in gemeinsamer, jahrelanger Arbeit bemüht, sorgfältig die Bausteine zu sammeln, die ein so reichliches Krankenmaterial uns verschaffte, das uns zur Beobachtung und Behandlung zur Verfügung stand. Eine Zeitspanne von zehn Jahren ließ über 2000 Kranke durch unsere Hände gehen, die mit besonderer Sorgfalt auf Erkrankungen im Bereiche der oberen Luftwege untersucht worden sind. Der bei weitem häufigsten Krankheit derselben, der Tuberkulose des Larynx, galt dabei in erster Linie unsere Arbeitskraft.

Statistik.

Der Wert einer Statistik ist nur dann anzuerkennen, wenn zwei Bedingungen bei ihr erfüllt sind. Erst ein großes Zahlenmaterial und eine durchaus gleichmäßige Bearbeitung des Stoffes erlauben es, mit Vorsicht Schlüsse aus statistischen Zahlen zu ziehen. Über die ersten Jahre unserer Beobachtung und Behandlung von Larynxtuberkulosen hat der eine von uns seinerzeit schon Mitteilung gemacht; im allgemeinen stimmen die damaligen und die heutigen Erhebungen gut miteinander überein. In vielen Punkten fanden wir auch mit den Ergebnissen anderer Autoren, die über das gleiche Gebiet Erfahrungen gesammelt haben, Einklang.

Von Anfang September 1896 bis Anfang September 1906 haben wir 2196 Neuaufnahmen von Kranken zu verzeichnen. Von diesen waren 120 Personen mehr als einmal (zwei- bis sechsmal) in unsere Behandlung getreten, so daß nach Abzug dieser mehrfachen Aufnahmen

100 = 2 × hier
14 = 3 × „
5 = 4 × „
1 = 6 × „

im ganzen also 2048 einzelne Patienten in unserer Anstalt aufgenommen worden sind. Nur bei 30 unter ihnen handelte es sich nicht um Lungentuberkulosen, sondern um anderweitige Erkrankungen (chron. Bronchiolitis, Emphysem, Lungensyphilis, Neurasthenie usw.). Unter diesen 2018 Fällen von sicherer Lungentuberkulose befinden sich nun 498 zweifellose Larynxtuberkulosen. Rechnen wir von den 2018 Kranken 155 ab, bei denen aus rein äußerlichen Gründen eine Untersuchung des Kehlkopfes unterblieb, so ergibt sich, daß in unserem Krankenmaterial 26,73 % Tuberkulosen des Larynx auf gleichzeitige der Lunge entfallen. Besold fand 1898 20 %.

M. Schmidt und Schech geben das Verhältnis der tuberkulösen Erkrankungen des Kehlkopfes im Verhältnis zu denen der Lunge nach den von anderen Untersuchern gefundenen Zahlen schwankend von 13,8 % bis 97 % an. Mit Recht bemerkt Cornet dazu, daß diese Zahlen natürlich ganz von äußeren Verhältnissen abhängen; wo auf Larynxerkrankungen besondere Rücksicht genommen wird, schiebt sich die Prozentzahl zugunsten der letzteren in die Höhe und umgekehrt. Einer ganz kürzlich erschienenen Veröffentlichung aus einer deutschen Heilstätte entnehmen wir, daß in den letzten vier Jahren im Durchschnitt 6,6 % Larynxtuberkulosen unter den betreffenden Lungenkranken vorhanden waren. (Bandelier.) Nach Schechs Berechnung, der im Mittel 30 % annimmt, dürfte die von uns ermittelte Prozentzahl ziemlich der natürlichen Lage der Dinge entsprechen.

Bei den von uns im Halse untersuchten Kranken ergaben sich des näheren folgende Befunde, über die untenstehende kleine Tabelle orientiert:

		davon Männer	davon Frauen
Larynxtuberkulosen im ganzen	498	334	164
Unter diesen solche mit anderwärts in den oberen Luftwegen lokalisierter Tuberkulose	14	11	3
Unter diesen mit Syphilis der oberen Luftwege	6	6	—
Unter diesen mit Lupus der oberen Luftwege	1	1	—
Verdacht auf Larynxtuberkulose	250	181	69
Zungentuberkulose allein	1	1	
Nasentuberkulose allein	2	2	
Pharynxtuberkulose allein	2	2	—
Trachealtuberkulose allein	1	—	1
Lues III der Nase, des Rachens oder des Larynx	4	4	—
Lues II des Rachens	2	2	
Larynxcarcinom	1	1	—
Früher geheilte Larynxtuberkulosen	9	3	6
Mit normalem Befund der oberen Luftwege	1098	623	475

Überraschend zahlreich ist auf den ersten Blick die Rubrik „Verdacht auf Larynxtuberkulose“ vertreten. Dazu ist zu bemerken, daß uns daran lag, bei einer zuverlässigen Statistik mit möglichst sicheren Zahlen zu arbeiten. Mancher verdächtige Fall entzog sich zu schnell unserer Beobachtung, um noch zu den ganz zweifellosen gezählt zu werden; mancher erlaubte keine anatomische Ergänzung des Untersuchungsbefundes, bei manchem endlich schwankte der Befund der Art, daß wenigstens keine völlige Sicherheit vorlag. Zu letztgenannter Kategorie gehören jene leichten Fälle, die ohne jede lokale Therapie eine spontane Heilung eingehen. Gerade über diese Tatsache stehen uns zahlreiche Beispiele zur Verfügung. Unter den schon aufgezählten 120 Kranken z. B., die wiederholt in unsere Behandlung traten, wurde 18mal die inzwischen eingetretene Miterkrankung des Larynx beziehungsweise ein starker Verdacht auf eine solche festgestellt; umgekehrt zeigte sich letzterer bei wiederholtem Aufenthalte in vier Fällen später nicht mehr. Hier handelt es sich gewiß um die garnicht seltenen Spontanheilungen initialer Larynxerkrankungen.

Die als „früher geheilte“ Kehlkopftuberkulosen angeführten Fälle sind zum Teil als wirklich krank uns vorher bekannt gewesen und in ihrem vernarbten Zustande über längere Zeiträume beobachtet worden; zum Teil handelte es sich um Narben, bei denen man mit einiger Sicherheit auf früher überstandene Larynxtuberkulose schließen durfte.

Mit normalem Befunde soll in obiger Tabelle natürlich nur ausgedrückt sein, daß keine der eigens genannten Erkrankungen vorlagen; daß also die bekannten katarrhalischen Veränderungen in vielen Fällen vorhanden waren, ist selbstverständlich.

Nicht in den oberen Luftwegen untersucht wurde nur da,

wo allzu schwerer Zustand, sehr kurzer Aufenthalt, in ganz vereinzelten Fällen auch törichte Furcht vor der Untersuchung es unmöglich machten.

Wenden wir uns nun diesen 498 Larynxtuberkulosen zu, so sind zunächst alle ohne Ausnahme als sekundäre Erkrankungen aufzufassen, sekundär natürlich zur Tuberkulose der Lunge. Die bei diesen 498 Fällen vorhandenen Komplikationen, sowie die außer der Tuberkulose im Bereiche der oberen Luftwege noch vorkommenden anderen pathologischen Veränderungen werden in einem besonderen Kapitel ihre Besprechung finden. Hier sei nur schon vorweggenommen, daß ein einziger Fall von Trachealtuberkulose, der vor einigen Jahren aus unserem Krankenmaterial veröffentlicht wurde, wohl mit großer Sicherheit als eine primäre Tuberkulose anzusprechen ist. Wir möchten bei dieser Gelegenheit nicht unerwähnt lassen, daß von einer primären Erkrankung nicht gern anders gesprochen werden sollte, als nach exakter anatomischer Untersuchung, also post obductionem. Einige schwere tuberkulöse Lokalerkrankungen in den oberen Luftwegen waren beispielsweise von einem so geringfügigen Lungenbefunde begleitet, daß ein Übersehen desselben bei Lebzeiten schon denkbar war.

Die bisher veröffentlichte Literatur läßt ja keinen Zweifel zu, daß primäre Larynxtuberkulosen vorkommen; sie spielen jedoch den sekundären gegenüber eine absolut untergeordnete Rolle.

Die erheblich größere Beteiligung des männlichen Geschlechtes an der Kehlkopftuberkulose und das sich hier ergebende Verhältnis von 2 : 1 bestätigt allgemeine Erfahrungen über diesen Punkt.

Besonderes Interesse gebührt dem gegenseitigen Verhalten von Lungen- und Larynxtuberkulose je nach der Schwere der einen oder der anderen Erkrankung.

Von unseren 498 Larynxkranken gehörten an:
dem I. Stadium (nach Turban): 61 = 12,25 %
„ II. „ „ „ 159 = 31,93 %
„ III. „ „ „ 278 = 55,82 %.

Auf der anderen Seite befanden sich unter den 498, was die Schwere der Larynxaffektion anlangt:
leichte Fälle 178 an der Zahl, also = 35,74 %
mittelschwere „ 246 „ „ „ „ = 49,39 %
schwere „ 74 „ „ „ „ = 14,85 %.

Besold rechnete 1898 11 % schwere Kehlkopftuberkulosen.

Aus obiger Gegenüberstellung sieht man, daß von einer direkten Korrespondenz zwischen Schwere von Lungen- und Larynxerkrankung nicht wohl die Rede sein kann. Noch deutlicher geht dies aus folgender genauer Gruppierung der einzelnen Kombinationen von Lungen- und Kehlkopftuberkulose hervor:

I. Stadium und leichte Larynxfälle	I. Stadium u. mittelschwere Larynxfälle	I. Stadium und schwere Larynxfälle	II. Stadium und leichte Larynxfälle	II. Stadium u. mittelschwere Larynxfälle	II. Stadium und schwere Larynxfälle	III. Stadium und leichte Larynxfälle	III. Stadium u. mittelschwere Larynxfälle	III. Stadium und schwere Larynxfälle
20	38	3	69	73	17	88	137	53

Das häufigste Zusammentreffen zeigt also Kolumne 8: III. Stadium der Lungenerkrankung und mittelschwere[1]) Larynxaffektion. Bei den 61 Fällen des I. Stadiums handelte es

---

[1]) Unter leichter Larynxerkrankung verstehen wir die Ansiedelung der Tuberkulose auf einem begrenzten Gebiet, z. B. nur an der Hinterwand und das Fehlen von großen Gewebsneubildungen bezw. Zerfallserscheinungen; unter mittelschweren eine Erkrankung, die sich höchstens auf eine Kehlkopfhälfte erstreckt und gleichfalls keine gröberen Organzerstörungen im Gefolge hat; was darüber hinausgeht, ist als schwere Affektion aufzufassen.

sich 13mal um sogenannte geschlossene Tuberkulosen. Von diesen entfielen neun auf mittelschwere, drei auf leichte und eine auf schwere Kehlkopferkrankungen.

Auch die auf Larynxtuberkulose Verdächtigen haben wir nach den Stadien der Lungenerkrankung rubriziert, wobei sich folgende Zahlen ergaben:

I. Stadium (Turban) = 44 also = 17,6 %
II. „ „ = 86 „ = 34,4 %
III. „ „ = 120 „ = 48 %.

Es ist unverkennbar, daß diese Prozentzahlen mit den entsprechenden bei den sicheren Larynxtuberkulosen einen Parallelismus zeigen. Diesen suspekten Fällen kamen ihrerseits wiederum 20 geschlossene Tuberkulosen der Lunge zu, bei denen also eine Sputumpassage durch den Larynx nicht stattfand. Natürlich bezogen wir uns bei der Annahme der geschlossenen Erkrankung weniger auf die Angaben der Kranken, als vielmehr in erster Linie auf die objektiven Lungenbefunde.

Was das Lebensalter der am Kehlkopf tuberkulös Erkrankten anlangt, so fanden wir vom 14. Jahre an jedes Alter vertreten. Daß auch vor dem 14. Jahre solche Erkrankungen vorkommen, beweist die Auskunft der Pathologen von Fach, sowie die Angabe erfahrener Kinderärzte. Heubner erwähnt schon ein fünf Monate altes Mädchen, bei dem durch die Sektion „eine Verschwärung der vorderen Hälften beider Stimmbänder“ erwiesen wurde. Daß namentlich früher das Vorkommen von Tuberkulose des Larynx bei Kindern für sehr selten gehalten wurde, liegt wohl auch an dem Umstande, daß bei Kindern nicht so schnell eine Spiegeluntersuchung vorgenommen wird. Ungefähr vom 14. Jahre an wird jedenfalls die Erkrankung weit häufiger, entsprechend dem Verhalten der Lungentuberkulose. Das Hauptkontingent wird zwischen dem 20. und 40. Lebensjahre gestellt, wie wir in völliger Übereinstimmung mit den Angaben M. Schmidts aus unserem Material ersehen. Dasselbe verteilt sich folgendermaßen auf die verschiedenen Lebensalter:

14—20	Jahr:	38
21—25	„	111
26—30	„	116
31—35	„	79
36—40	„	67
41—45	„	41
46—50	„	24
51—55	„	12
56—60	„	6
61—65	„	2
66—70	„	2.

Vom 20. Jahre an erfolgt also ein plötzlicher Anstieg, vom 40. ein ebenso schneller Abfall.

Aus den Berufsarten der Erkrankten lassen sich bei uns um so weniger Schlüsse ziehen, als das in nachfolgendem Verzeichnis so sehr prävalierende Vorkommen bei Kaufleuten, Industriellen und Gewerbetreibenden wohl nur der Ausdruck der größeren materiellen Leistungsfähigkeit dieses Standes gegenüber anderen Ständen ist. Ohne Beruf waren nur drei Männer gegenüber 161 Frauen. Daraus erklärt sich wohl überhaupt, wie M. Schmidt mit Recht vermutet, die überall beobachtete weit geringere Beteiligung des weiblichen Geschlechtes, das an und für sich Berufsschädlichkeiten weniger ausgesetzt ist.

Kaufleute, Industrielle, Gewerbetreibende	139
Gutsbesitzer, Landleute	23
Gelehrte Berufsarten	77
Handwerker	16
Techniker, Photographen	3

Weinhändler, Wirte, Brauer	8
Offiziere	16
Subalternbeamte	10
Künstler	3
Buchhändler	6
Schüler, Studenten	33
Ohne Beruf	164

Statistische Berufsangaben aus großen Polikliniken, aus Anstalten für Minderbemittelte würden wohl wesentlich andere Zahlen ergeben.

Ältere Autoren berichten, daß auch zwischen Stadt- und Landbevölkerung kein Unterschied bestände, der die eine oder andere als stärker beteiligt erkennen ließ.

Daß andere Schädlichkeiten, die im allgemeinen einen anerkannt schlechten Einfluß auf die Schleimhäute der oberen Luftwege ausüben, Mißbrauch alkoholischer Getränke, Übertreibungen des Nikotingenusses, jahrelanger Aufenthalt in staubiger Atmosphäre in unverkennbarer Weise der Larynxtuberkulose Vorschub leisten, dafür bietet unser statistisches Material keinerlei sicheren Anhalt. Chronische Katarrhe des Pharynx und Larynx fanden wir bei den Tuberkulosen des Kehlkopfes nicht gehäufter, als bei den Kranken ohne solche.

Von den 164 weiblichen Kehlkopfkranken waren nicht weniger als 92 verheiratet, also 56,1%. Unter diesen Verheirateten konnte in 48 Fällen mit Sicherheit die Schwangerschaft als bedeutsamer Faktor bei der Entstehung oder Verschlimmerung der Krankheit bezeichnet werden.

Gegenstand häufiger und oft recht widersprechender Meinungsäußerung ist das Zusammentreffen von Larynx- und Lungenerkrankung auf der gleichen Seite geworden. Wir haben diesem Punkte eine besonders sorgfältige Untersuchung zugewandt. Zunächst muß da konstatiert werden, daß nur in 163 Fällen also in weniger als einem Drittel die Larynxerkrankung eine wirklich einseitige war. Es ist gar nicht nötig, wie Schech meint, daß zur Entscheidung dieser Frage nur Kranke im Anfangsstadium beigezogen werden sollten. Unbedingt erforderlich aber ist es, mit Sicherheit nur auf einer von beiden Seiten die Anwesenheit des tuberkulösen Prozesses zu erkennen. Wie häufig sitzen aber gerade die kranken Herde an der Hinterwand oder der vorderen Kommissur — also in der Mitte, und zwar gerade initiale Erkrankungen! Etwas anders liegen die Verhältnisse bei den Lungenerkrankungen. Wirklich ganz einseitige Prozesse gehören hier überhaupt zu den großen Seltenheiten; aber es gelingt dem Geübten selbst bei vorgeschrittenen Fällen doch in der Regel mit Bestimmtheit die Seite der älteren Erkrankung herauszufinden. Nach unseren Nachforschungen über diese Frage ergab sich nun, daß unter den genannten 163 einseitigen Larynxaffektionen nur 74 gleichseitige mit der Lunge sich feststellen ließen, d. h. wo Larynxseite und Seite der älteren Lungenerkrankung korrespondierten, also 45,4 %. Mithin kommt dieser ganzen Sachlage überhaupt nicht die Bedeutung zu, die ihr von mancher Seite beigelegt worden ist.

Außer Lungentuberkulose kamen bei den 498 Fällen noch folgende andere Erkrankungen in Betracht:

Diabetes	12
Nephritis chron.	5
Nierentuberkulose	3
Amyloide Degeneration der Niere	3
Darmtuberkulose	9
Knochen- und Gelenktuberkulose	6
Periproktitis tuberkulosa	4
Pneumothorax	1
Empyem	3

Solitärtuberkulose im Gehirn	1
Meningitis tuberkulosa	1
Emphysem und chron. Bronchitis .	4
Pleuritis exsudativa	2
Herpes zoster	1
Akute Perityphlitis	1
Chron. (tub.) Perityphlitis	2
Furunkulose (ohne Diabetes)	1
Lebercirrhose	1
Cholecystitis	1
Nephrolithiasis	1
Spinale Kinderlähmung	1
Kypho-Skoliose	2
Tabes	1
Mitralinsuffizienz	1
Migräne mit amnestischer Aphasie .	1
Lues	6
Akute Gonorrhoe	1
Chron. Gonorrhoe	2
Nabel- und Leistenhernie	1
Otitis media tuberk.	1
Epilepsie	1

Außer den Lokalisationen der Tuberkulose in anderen Organen als Lunge und Larynx beansprucht nur noch das Zusammentreffen mit Diabetes ein besonderes Interesse. Unter 498 Larynxtuberkulosen befanden sich 12 Diabetiker, also 2,4 %; wenn von mancher Seite der Zuckererkrankung mit Bezug auf die Kehlkopftuberkulose eine besondere ursächliche Rolle zugeschoben wird, so schien uns das in anbetracht der doch geringen Prozentzahl etwas zu weit gegangen. Immerhin müssen wir zugeben, daß unter den unkomplizierten Lungentuberkulosen sich in unserm Krankenmaterial nur

22 Fälle von Diabetes befanden, was also einem Prozentverhältnis von 1,75 entspricht. Ob aber die durch die Störungen im Zuckerstoffwechsel hervorgerufene allgemeine Noxe in kausaler Beziehung für die Larynxtuberkulose von größerer Bedeutung ist, als für die Lungentuberkulose, erscheint uns doch noch eine offene Frage zu sein. Die Wechselbeziehungen zwischen Tuberkulose und Diabetes überhaupt sind ja allgemein anerkannt, ob aber mit besonderer Auslese des befallenen Organes, bedarf doch noch genauerer Untersuchungen.

Das Zusammentreffen von Lues und Tuberkulose des Kehlkopfes wird in einem späteren Kapitel abgehandelt werden.

Pathologische Anatomie.

Seit 2½ Dezennien hat man sich gewöhnt, die Tuberkulose nur noch vom ätiologischen Standpunkt aus zu betrachten. Demgemäß wuchsen die Arbeiten, die auf experimentell-bakteriologischem Wege dieser chronischen Infektionskrankheit so viel noch dunkles Land abzuringen versuchten, ins Ungemessene. In diese Strömung scheint in allerletzter Zeit wieder eine etwas veränderte Richtung zu kommen von der rein anatomischen und der pathologisch-anatomischen Seite her. Bei aller Anerkennung des bakteriologischen Experiments scheint uns auf der gesamten Forschungslinie das Studium der Histopathologie gerade von unentbehrlicher Bedeutung. So vieles auch bereits hier in unserm Wissensschatze als sichere Errungenschaft feststeht, so bleibt doch noch eine ganze Reihe von Fragen, die endgültiger Antwort harren.

Heute gilt die Tuberkulose als reine Lokalerkrankung, an den verschiedensten Organen von dem gleichen Erreger erzeugt und in ihrem anatomischen Bilde im allgemeinen sich überall gleichend. Und doch bietet sich die Krankheit je nach dem Ort des Befallenseins wieder in verschiedenen Formen dar, Formen, die zum Teil direkt von der Funktion des betreffenden Organes beeinflußt sind. Das trifft gerade auf die Tuberkulose des Larynx mit großer Deutlichkeit zu. Bei diesem Organe wird das Studium des Formenkreises hier ansässiger tuberkulöser Prozesse noch besonders lehrreich, weil diese am lebenden Körper mit unserm feinsten Sinneswerkzeug, dem Auge, so gut beobachtet werden können.

Hauptformen der Larynxtuberkulose und deren Folgeerscheinungen.

Bevor wir nun auf die einzelnen Formen der Kehlkopftuberkulose eingehen, möchten wir betonen, daß es sich hier wie überall im Körper, wo tuberkulöse Vorgänge sich abspielen, eigentlich nur um zwei Prozesse und deren Mischungen handelt, die das mannigfaltige Bild der Erkrankung ausmachen, die typischen Wucherungserscheinungen einerseits, die nach diesen sich entwickelnden Zerfallserscheinungen andererseits. Man spricht daher auch von hypertrophischer und von ulcerativer Tuberkulose.

Mehr aus praktisch-klinischen Gründen hat sich auf die Autorität älterer Forscher hin eine Einteilung in vier Formen bisher eingebürgert. Wie bekannt ist es üblich geworden, von folgenden vier Formen zu sprechen:

1. dem Infiltrat,
2. dem Ulcus,
3. dem Tumor tuberkulosus,
4. dem miliaren Knötchen.

Versucht man zunächst den Begriff des Infiltrats etwas schärfer zu umgrenzen, so ist nach unserer Auffassung die diffuse Anschwellung eines bestimmten Gewebsteiles dabei das Hauptcharakteristikum. Diese Diffusität des Infiltrats bringt es daher mit sich, daß die natürliche Form der befallenen Partie im großen und ganzen erhalten bleibt. Sobald durch energische vegetative Prozesse diese annähernd die Norm beibehaltende Formation entschieden verändert wird, hat man unseres Erachtens nicht mehr das Recht, von einer Infiltration zu reden. Es ist also dem Begriff „Infiltrat" direkt Zwang geschehen, ja ihm etwas ganz Wesensfremdes auferlegt, wenn man als Unterart von einer vegetierenden Form desselben redet.

Alle diejenigen Wucherungserscheinungen der Larynxtuberkulose, die nicht unter dem wie eben definierten Bilde des Infiltrates in die Erscheinung treten, hat man mit anderem Namen zu belegen; mit welchem werden wir sogleich weiter erörtern. Vorher sei nur auch gleich klar gelegt, wie wir uns zu dem Tumor tuberculosus stellen. In diesem Punkt herrscht unter den Autoren durchaus keine Übereinstimmung. Nach Schech liegt nur dann Grund vor, von einem Tumor zu sprechen, wenn die frühere Anwesenheit eines Geschwürs an der ergriffenen Stelle mit aller Sicherheit ausgeschlossen werden kann. Schech bezweifelt daher, daß alle bisher als „tuberkulöse Larynxtumoren" beschriebene Gebilde wirklich dieser Definition Stich halten. Ganz anders äußert sich M. Schmidt auch in der neusten Ausgabe seines Buches hierzu. Nach diesem Autor findet man die tuberkulösen Tumoren sekundär am häufigsten auf den Taschenlippen, wo man ihre rundliche Form wegen des mangelnden Insults meist gut beobachten könne, während sie an den Stimmlippen schon oft teilweise zerfallen wären. Nach unserer Überzeugung ist es direkt erzwungen, den Begriff Larynxtumor so einzuengen, wie Schech und andere es wollen. Wir halten den „Tumor nach Schech" für eine gewiß wohl charakterisierte Unterart der Form Tumor, die weit seltener vorkommt und deren einem Papillom oder Fibrom ähnelnde, Ulcerationen wegen ihres Bindegewebsreichtums abholde Beschaffenheit bei primärem Vorkommen oft erst ihrer wahren Natur nach durch die mikroskopische Untersuchung enthüllt wird. Als Tumor ist, wie wir glauben, jede zusammenhängende sich deutlich von dem Niveau der Umgebung abhebende größere Neubildung tuberkulöser Herkunft aufzufassen, bei der lediglich der schwankende Zellreichtum des Gewebes und ihre Tendenz zu schnellerem, langsamerem oder auch gar keinem Zerfall es mit sich bringt, ob Ulcerationen bei ihr auftreten oder nicht. Darin allerdings stimmen wir ferner M. Schmidt vollkommen bei, daß es in manchem Falle auf große Schwierigkeiten stößt, zwischen Infiltrat und Tumor eine scharfe Grenzlinie zu ziehen.

Nach dem, was wir soeben über die Begriffe Infiltration und Tumor auseinandergesetzt haben, können wir nun nicht mehr davon abstehen, für eine fünfte Grundform der im Larynx vorkommenden Tuberkulose uns zu verwenden, die von französischen Autoren (Gougenheim und Glower) als forme végétante bezeichnet worden ist. Es erscheint uns unentbehrlich, eine granulierende Form, die weder in die Definition Infiltrat noch in die des Tumor hereinpaßt, aufzustellen. Daß diese Granulationen sehr häufig, ja sogar meistens in Verbindung mit den anderen Formen und den noch zu besprechenden Geschwüren vorkommen, widerspricht nicht der Tatsache, daß sie auch durchaus selbständig anzutreffen sind. Außer den im Larynx vereinzelt aufschießenden Granulationsbildungen ist als besondere Art dieser Form die granulierende Fläche hervorzuheben, die in mehr oder minder großer Ausdehnung auf der Schleimhaut des Kehlkopfes anzufinden ist. Sie gewährt der befallenen Partie ein beetartiges äußerst gleichmäßiges Aussehen, das sowohl größerer

Zacken, als auch tieferer Substanzverluste stets völlig entbehrt. Dem Gefühl nach hat man es mit einem festen, fast harten und daher recht widerstandsfähigem Gewebe zu tun, das in besonders prägnanten Fällen wie ein Rasen die ganze Mukosa des Larynx oft bis weit in die Trachea herunter auskleidet. Wir vermeiden für diese granulierende Form mit Absicht den Ausdruck Granulombildung, da er leicht zu Verwechslungen mit der Tumorform Anlaß gibt. Diese flächenhaften Granulationen gleichen am allermeisten dem Lupus der Larynxschleimhaut.

Noch einmal sei hier hervorgehoben, daß es sich bei diesen Unterscheidungen nur um äußere Merkmale handelt, die keinerlei Verschiedenheiten im anatomischen Prozesse als solchem involvieren.

Wenn Schech meint, daß man bei Erweiterung des üblich gewordenen Formenkreises mit gleichem Recht auch von einer perichondritischen Form sprechen könnte, so ist dem aus mehreren Gründen entschieden zu widersprechen. Die Perichondritis tuberkulosa entbehrt durchaus der Selbständigkeit und Häufigkeit, die ihr ein Auftreten als eigene Form erlaubten. Sie ist vielmehr dem nach unsern anatomischen Untersuchungen übrigens nicht besonders häufigen Übergreifen des tuberkulösen Prozesses auf den Knorpelüberzug zu danken, in den meisten Fällen sogar, wenigstens da, wo es sich um Abszedierungen bei ihr handelt, als ein sekundärer Eiterungsprozeß aufzufassen, der erst durch die Nachbarschaft eines tuberkulösen Ulcus enstanden ist.

Mit Recht wird dagegen als eine Hauptform der Larynxtuberkulose das Ulcus anerkannt. Abgesehen von der großen Häufigkeit von durch Tuberkulose entstandenen Geschwüren im Kehlkopf kommen dieselben in der Tat auch ganz allein vor, wobei man sich natürlich vergegenwärtigen muß, daß ein solches Ulcus stets einer, wenn auch noch so geringfügigen Infiltration seinen Ursprung verdankt. Die Unterscheidung von flachen und tiefen Geschwüren ist an und für sich berechtigt, sagt allerdings nichts anderes, als daß je nach der Lokalisation und der Größe der voraufgegangenen tuberkulösen Wucherungsprozesse einerseits und der Intensität der Zerfallserscheinungen andererseits bald größerere bald geringere Substanzverluste eintreten. In dem straffen Gewebe der Stimmbänder erreichen z. B. tuberkulöse Infiltrationen, wenigstens auf deren horizontal gelegener Oberfläche, nicht den hohen Grad wie in den ary-epiglottischen Falten, den Taschenbändern oder der Epiglottis, und dementsprechend sind auch die an den Stimmbändern auftretenden Geschwüre in der Regel nicht so tief wie an den anderen genannten Partien.

Gerade das Stimmband ist so häufig der Sitz eines selbständigen Ulcus und erlaubt es oft in Vivo den ersten Beginn eines solchen zu sehen. Nach unseren Beobachtungen bereitet sich auf der Oberfläche des Stimmbandes das drohende Auftreten einer Ulceration oder Erosion manchmal durch eine eigentümlich streifige Rötung manchmal durch eine Oberflächennekrose vor. Man geht wohl nicht fehl in der Annahme, daß letztere gerade in Wirklichkeit viel häufiger als Vorläufer des Ulcus auftritt, als man es gewöhnlich zur Beobachtung bekommt. Die Konfiguration der Ulcera ist oftmals der sichtbare Ausdruck der Funktion des befallenen Organes. Abdrücke des gesunden labium vokale als Längsrinnen im gegenüberliegenden infiltrierten Stimmbande sind häufige Erscheinungen.

Als letzte Form und zugleich als seltenste gilt die miliare. Ihr kommt am wenigsten ein selbständiges Auftreten zu. Wir sahen in unserm Material das miliare Knötchen immer nur in Verbindung mit den anderen Formen. Meist auf heftig entzündlich-gerötetem und infiltriertem Boden erkennt man mit bloßem Auge feine, verschieden dicht stehende, gelbe Knötchen, die leicht die Oberfläche vorwölben. Häufiger noch sahen wir bei schneller aszendierender Ausbreitung der Tuberkulose diese miliaren feinsten, oft wie M. Schmidt sie treffend bezeichnet, reifähnlichen Knötchen in den Gaumenbögen und dem Velum palatinum. Hier ist übrigens vor einer Verwechslung mit kleinsten Follikeln zu warnen. Die Möglichkeit der Selbständigkeit der miliaren Form ist natürlich besonders bei der akuten allgemeinen Miliartuberkulose gegeben.

Nach Eingehen auf diese fünf Grundformen der Larynxtuberkulose muß schließlich darauf hingewiesen werden, daß sie allermeist miteinander vermischt vorkommen, und gerade dieses Zusammentreffen bald dieser bald jener Formen das überaus wechselvolle Bild der Tuberkulose des Kehlkopfs entstehen läßt.

Noch mehr trägt hierzu bei das sekundäre Auftreten von Ödemen und der bereits kurz erwähnten Perichondritis. Was die letztere anlangt, so geht Hajek so weit, die Bezeichnung Perichondritis tuberkulosa für unrichtig zu erklären, da das tuberkulöse Ulcus erst die mittelbare Ursache desselben sei, während das durch das Ulcus begünstigte Eindringen von Eitererregern eigentlich die Entzündung der Knorpelhaut veranlasse. Soweit es sich dabei wirklich lediglich um sekundär entstandene Abszedierung am Perichondrium handelt, ist Hajek wohl zuzustimmen. Jedoch steht es nach unsern Untersuchungen fest, daß wirklich tuberkulöse Perichondritis, das heißt eine Tuberkulose des Perichondriums selbst, vorkommt. Auch andere Autoren bestätigen dies. Ziegler sagt: die Perichondritis trägt am häufigsten einen eitrigen Charakter, doch kommen auch tuberkulöse, verkäsende, sowie indurierende Entzündungen vor. Ob bei einer durch eitrige Knorpelhautentzündung entstandenen Nekrose des Knorpels in manchen Fällen als erster Akt sich am Perichondrium ein rein tuberkulöser Prozeß abgespielt hat, ist schwer zu sagen. Jedenfalls ist es wohl nicht angängig, daß Hajek eine tuberkulöse Perichondritis, also eine Tuberkulose der Knorpelhaut, kurzerhand ablehnt. Im ganzen können wir auf eigenen Untersuchungen fußend füglich behaupten, daß die Komplikation mit Perichondritis keine häufige ist. Bei der Histopathologie dieses Prozesses wird noch einmal darauf zurückzukommen sein.

Die Ödeme des Larynx, die im Gefolge einer Tuberkulose vorkommen, sind als rein entzündliche aufzufassen. Manche Autoren bezeichnen sie als sekundäre Ödeme, wofür Hajek lieber den Namen symptomatische gewählt sähe. Je nach der Dauer der Gefäßalteration, die den Ödemen zugrunde liegt, kann man weiterhin von akuten und chronischen sprechen. Die Intensität dieser lokalen Schädigung des Zirkulationsapparates bedingt es, daß ödematöse Schwellungen bald nur wenig heftiger, als starke Infiltrationen des Gewebes auftreten, bald aber als sehr pralle maximal ausgedehnte Gebilde imponieren, die infolge von Kompressionsanämie eine ganz blasse Farbe aufweisen. Immer treten diese Exsudationen aber an ganz bestimmten Bezirken des Kehlkopfs auf. Durch die bekannten Untersuchungen von Hajek ist die Bevorzugung gewisser abgegrenzter Gebiete des Larynx durch die anatomischen Verhältnisse klar begründet. Am häufigsten ist wohl nach allgemeiner Ansicht die Arygegend Sitz dieser ödematösen Anschwellungen bei benachbarter Tuberkulose. Nebenbei sei hier erwähnt, daß akute Ödeme, die einer thermischen Gefäßschädigung ihren Ursprung verdanken, nach Anwendung der Galvanokaustik ab und zu beobachtet werden, anscheinend öfter bei solchen tuberkulösen Larynxaffektionen, bei denen die pathologischen Prozesse den Blutgefäßapparat schon primär sehr in Mitleidenschaft gezogen hatten. Die häufigste spontane Ursache dieses Larynxödems ist wohl das Ulcus tuberkulosum. Weiterhin ist noch die Perichondritis zu nennen, in deren Nachbarschaft sich gerne kollaterale entzündliche Ödeme abspielen.

Die tuberkulösen Larynxödeme als Stauungsödeme aufzufassen, entbehrt nach unserer Ansicht jeder Begründung. Natürlich kann die Kehlkopftuberkulose zufällig durch ein lokales Stauungsödem kompliziert werden, das als Teilerscheinung allgemeinen Körperödems infolge von Herz- oder Lungenerkrankung auftritt. Auch eine Mitbeteiligung bei den Ödemen der Nephritis ist als Komplikationsmöglichkeit in Betracht zu ziehen. Nach unseren Erfahrungen gehört das aber zu den Seltenheiten. Desgleichen nicht häufig ist ein komplizierendes Ödem im Larynx, das durch eine große Struma infolge Kompression der Venae jugulares entsteht. Alle diese Möglichkeiten verdienen Berücksichtigung, wenn ein besonders ausgedehntes Ödem nicht durch den übrigen Befund der Larynxtuberkulose genügend erklärt ist. Erinnert sei darum auch noch an die Jodödeme, bei denen es sich wohl um Idiosynkrasien gegen diese Substanz handelt, an die Ödeme bei gewissen Infektionskrankheiten (Typhus, Erisypel) und endlich an die eigentümlichen, mit Hautödemen Hand in Hand gehenden sogenannten angio-neurotischen Ödeme, auf die zuerst Strübing die Aufmerksamkeit lenkte.

Periodisch auftretende ödematöse Anschwellungen besonders der Arygegend sahen wir vereinzelt zur Zeit der Menstruation. Auch von anderen Autoren wird darüber berichtet.

Noch abwechslungsreicher endlich kann das Bild der Larynxtuberkulose erscheinen durch Störungen, die von seiten der Muskeln und Nerven auftreten. Bei dem eigentümlichen Verlauf des alle Binnenmuskeln des Kehlkopfes versorgenden Nervus rekurrens ist eine Schädigung durch krankhafte Prozesse seiner Nachbarschaft leicht verständlich und oft beschrieben worden. Namentlich die gleichzeitig bestehenden tuberkulösen Veränderungen in den Lungenspitzen, der Pleura, den Drüsen der Bronchien und der Trachea geben Veranlassung, die Leitungsfähigkeit der Nerven zu unterbrechen. Trotzdem sahen wir bei unsern sämtlichen Larynxtuberkulosen keinen einzigen Fall von vollkommener Rekurrenslähmung! Das steht in grellem Widerspruch zu Gerhardts Angaben, nach dem auf zwölf Kehlkopftuberkulosen eine Lähmung des Nervus rekurrens kommen soll! Hier liegt wieder einmal Grund zur Warnung vor, aus statistischen Angaben einzelner Autoren verallgemeinernde Schlüsse zu ziehen. Die von uns beobachteten Rekurrenslähmungen betrafen nur einmal einen Verdacht auf Larynxtuberkulose, mehrere Male ganz gesunde Kehlköpfe.

Sehr häufig dagegen beobachteten wir Internusparesen, seltener typische Lähmungen des Muskulus thyreo-arytaenoideus internus. Erstere sind wohl als rein muskulöse Schädigungen infolge der Tuberkulose anzusprechen, letztere zugleich als Läsionen des versorgenden Nerven. Weiterhin sahen wir vereinzelt das Bild der Lähmung des Muskulus arytaenoideus-transversus.

Viele Bewegungsstörungen im tuberkulösen Larynx sind natürlich nicht auf Affektionen von Muskel und Nerv zurückzuführen, sondern durch rein mechanische Momente bedingt. Vor allem können perichondritische Abszesse, sowie daraus resultierende Nekrosen am Stellknorpel schwere Hemmnisse des normalen Bewegungsablaufes bilden. Auch wenn derartige Hindernisse auszuschließen sind, ist bei einer bestehenden Rekurrenslähmung genau zu untersuchen, ob der Nervus laryngeus inferior auf seinem weiten Wege nicht Schädigungen ausgesetzt ist, die mit der bestehenden Tuberkulose gar nichts zu tun haben.

Wenden wir uns nun im Besonderen wieder unsern 498 Larynxtuberkulosen zu, so verteilen sich die einzelnen Formen in folgender Weise auf dieselben:

Ulcus allein	Infiltration allein	Granulationen allein	Tumor allein	Infiltration und Ulceration	Granulationen und Ulcerationen	Tumor mit Ulcus	Infiltration, Granulation und Ulcus
62	75	35	17	184	21	13	39
Infiltration und Granulation	**Infiltration mit Ulcus, Granulation und Tumor ohne Ulcus**	**Infiltration mit Ulcus Tumor mit Ulcus**	**Infiltration ohne Ulcus Tumor mit Ulcus**	**Infiltrat und Tumor**	**Infiltrat mit Ulcus Tumor ohne Ulcus**	**Tumor mit Granulationen**	
29	2	3	3	3	7	5	

Bei der Einreihung unter obige Rubriken hielten wir uns lediglich an den Befund bei der ersten Untersuchung; spätere Änderungen des Formenbildes sind natürlich unberücksichtigt geblieben. Weit über allen anderen Hauptformen oder deren Verbindungen steht die Kombination von Infiltrat und Ulcus mit der Zahl 184. Unter „Tumor allein“ sind diejenigen tuberkulösen Neubildungen begriffen, für die Schech die oben bereits besprochenen Einschränkungen aufgestellt hat. Über das Thema „tuberkulöse Tumoren“ hat Avellis aus dem Krankenmaterial von M. Schmidt eine Arbeit veröffentlicht, auf die hin französische Autoren vom Type d'Avellis gesprochen haben.[1])

[1]) Wenn diese Bezeichnung von deutscher Seite, wie wir das in einer kürzlich erschienenen Abhandlung lasen, einfach ohne weitere Erklärung übernommen wird, so weiß man nicht, ob das der bekannten deutschen Nationalschwäche oder einer erstaunlichen Unkenntnis der Personalverhältnisse unserer eigenen Fachgenossen zu danken ist.

Ferner gehören auch die in Verbindung mit anderen Grundformen aufgezählten Tumoren dieser Unterart an, soweit sie nicht eigens als Tumor mit Ulcus aufgezählt sind. Miliare Knötchen beobachteten wir in manchen Fällen im weiteren Verlaufe der Erkrankung. Ebenso wie diese sind auch die hie und da als Komplikation auftretenden Ödeme nicht in der obigen Tabelle numerisch aufgeführt, da sie zum Teil als ganz vorübergehende Erscheinungen nicht immer aufgezeichnet wurden.

Sehr bemerkenswert ist, daß unter sämtlichen 498 Kehlkopftuberkulosen keine einzige sicher erwiesene eitrige Perichondritis angeführt werden kann. So oft auch Sektionen uns in die Lage brachten, die aus klinischen Gründen vermutete Beteiligung der Knorpelhaut nachzuprüfen (siehe später unter Diagnose), immer wieder sahen wir uns getäuscht. In einem besonders lehrreichen Fall schwerster tuberkulöser Destruktion des Larynx, bei dem ohne irgendwelche subjektive Störungen fast die ganze Epiglottis einfach verschwunden war (der betreffende Kranke hatte von dieser Tatsache nicht die geringste Ahnung!), ist gewiß anzunehmen, daß eine Perichondritis mit Knorpelnekrose voraufgegangen war. Wir vermuteten anfangs eine Lues, wurden aber später durch die histologische Untersuchung über die tuberkulöse Natur der Erkrankung über allen Zweifel aufgeklärt. Ein frischer Abszeß infolge von Perichondritis ist uns kein einziges Mal zu Gesicht gekommen, obwohl bei verdächtigen hochgradigen entzündlichen Schwellungen wiederholt durch Skarifikation auf die Anwesenheit von Eiter gefahndet worden ist. Wo aber mikroskopisch eine Beteiligung des Perichondriums nachweisbar war, hatte dieselbe keinerlei grob-anatomische Veränderungen gesetzt, die ein Erkennen des Prozesses mit unbewaffnetem Auge ermöglicht hätten.

Der eben erwähnte Fall ist um so nennenswerter, als von Hajek und anderen Autoren gerade angenommen wird, daß am Kehldeckel die Perichondritis ohne konsekutive Knorpelzerstörung verläuft.

Lokalisation der Tuberkulose im Larynx.

. In der Pathologie der Kehlkopftuberkulose nimmt der Sitz der Erkrankung aus verschiedenen Gründen die Aufmerksamkeit in Anspruch. Es bestehen einige Prädilektionsstellen, die von allen Seiten anerkannt worden sind. Schon Heinze bespricht in seiner gründlichen Monographie vom Jahre 1879 die Lokalisation des tuberkulösen Prozesses im Larynx sehr eingehend. Daß Hinterwand und Stimmbänder bei weitem am häufigsten von der Tuberkulose befallen werden, ist als überall gefundene Tatsache bekannt. Es bestehen über diesen Punkt die verschiedensten statistischen Angaben. Trotz der Bevorzugung der genannten Stellen kann man es als ebenso sicher betrachten, daß der erste Beginn der Erkrankung in jedem Teil des Larynx beobachtet werden kann. Unser Material wies keinen Fleck im Bereich der Larynxmukosa auf, an dem nicht schon einmal der Anfang des Krankheitsbildes sich gezeigt hätte. Für die Frage, wo zuerst sich der Prozeß lokalisiert hat, scheiden natürlich die ganz schweren tuberkulösen Destruktionen des gesamten Larynx aus. Und bei vielen mittelschweren Erkrankungen, die z. B. die eine ganze Kehlkopfhälfte einnehmen, ist es natürlich auch meist unmöglich, in diesem Punkte klar zu sehen.

Häufig ist dagegen mit Sicherheit festzustellen, daß die Tuberkulose durch Kontakt auf eine andere Stelle übertragen wurde. Am meisten geschieht dies nach anderen und eigenen Beobachtungen an den processus vokales, weniger häufig in der Nähe der vorderen Kommissur, an den vertikalen Flächen

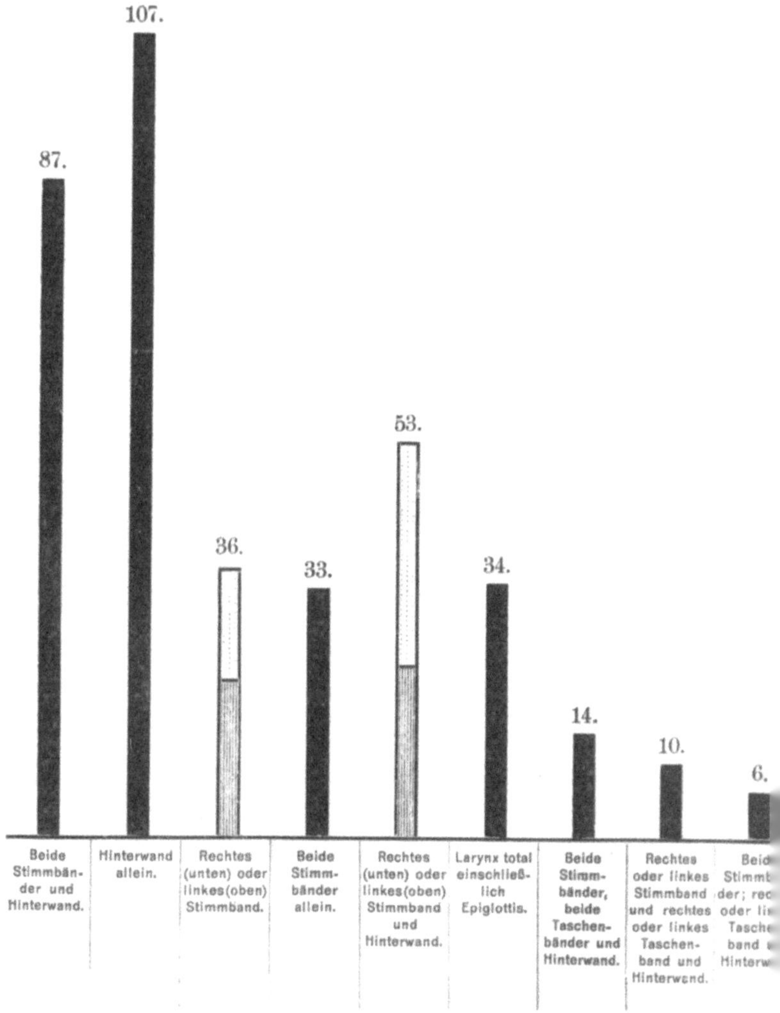
87.
107.
36.
33.
53.
34.
14.
10.
6.
Beide Stimmbänder und Hinterwand.
Hinterwand allein.
Rechtes (unten) oder linkes (oben) Stimmband.
Beide Stimmbänder allein.
Rechtes (unten) oder linkes (oben) Stimmband und Hinterwand.
Larynx total einschließlich Epiglottis.
Beide Stimmbänder, beide Taschenbänder und Hinterwand.
Rechtes oder linkes Stimmband und rechtes oder linkes Taschenband und Hinterwand.

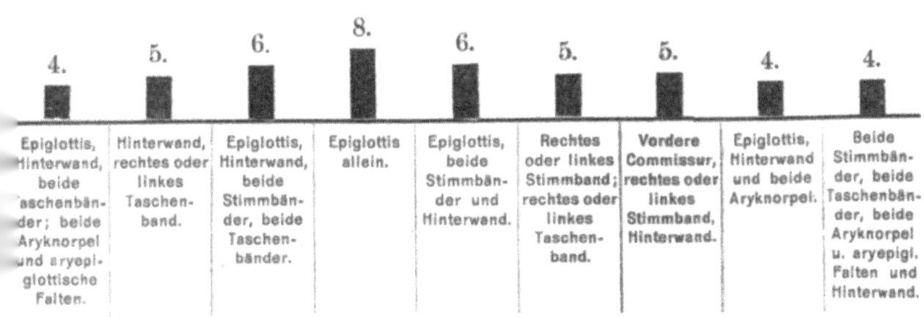
4.
5.
6.
8.
6.
5.
5.
4.
4.
Epiglottis, Hinterwand, beide aschenbän-der; beide Aryknorpel und aryepi-glottische Falten.
Hinterwand, rechtes oder linkes Taschen-band.
Epiglottis, Hinterwand, beide Stimmbän-der, beide Taschen-bänder.
Epiglottis allein.
Epiglottis, beide Stimmbän-der und Hinterwand.
Rechtes oder linkes Stimmband; rechtes oder linkes Taschen-band.
Vordere Commissur, rechtes oder linkes Stimmband, Hinterwand.
Epiglottis, Hinterwand und beide Aryknorpel.
Beide Stimmbän-der, beide Taschenbän-der, beide Aryknorpel u. aryepigl. Falten und Hinterwand.

der Stimmbänder, an den Aryknorpeln; auch von der lingualen Seite eines schwer affizierten Kehldeckels sahen wir eine lokale Übertragung durch Berührung mit der basis linguae. Andere Autoren berichten noch über weitere seltene Kontaktstellen.

Die große Mannigfaltigkeit des Bildes der Larynxtuberkulose, auf die wir schon öfter hingewiesen haben, hat weiterhin ihren Grund in dem überaus wechselvollen Sitz der kranken Herde. Unter unsern 498 Fällen fanden wir allein, was die Lokalisation anlangt, nicht weniger als 61 Kombinationen. Nur diejenigen unter ihnen, die durch mehr als drei Fälle repräsentiert wurden, haben in nebenstehender graphischer Darstellung Berücksichtigung gefunden.

Auf den ersten Blick fällt das entschiedene Übergewicht der Hinterwand sowie auch der Stimmbänder auf. Die beiden Seiten halten sich ziemlich die Wage.

Auch die einzelnen Formen der Tuberkulose haben wieder ihre bevorzugten Plätze. An anderer Stelle wurde dieser Punkt schon kurz berührt. Überall da, wo viel lockeres submuköses Gewebe angeordnet ist, findet sich mit Vorliebe die Infiltration, wo dagegen mechanische und andere Insulte vorherrschen, greift am häufigsten das Ulcus Platz.

In vereinzelten Fällen ist der Hauptsitz der Erkrankung so versteckt gelegen, daß erst stärker werdende sekundäre Reizerscheinungen in der Umgebung auf ihn aufmerksam machen, z. B. initiale Lokalisationen im Ventrikel, in den Sinus pyriformes, in tief gelegenen subglottischen Partien.

Weit häufiger als durch Kontakt findet ein Weiterschreiten der ursprünglichen Lokalisation auf dem Lymph- und Blutwege statt. Namentlich der erstere scheint meist betreten zu werden, wenn verhältnismäßig langsam eine Propagation stattfindet. Nicht so selten hat man jedoch bei längerer Beobachtung Gelegenheit, eine ziemlich plötzliche Generalisierung auf den ganzen Schleimhautbezirk des Kehlkopfes vor sich gehen zu sehen, die in diesen Fällen meist noch die Nachbargebiete des Larynx in Mitleidenschaft zieht.

Ferner sahen wir die erste Lokalisation der Tuberkulose im Kehlkopf einige Male in Form einer außerordentlich schnell und heftig auftretenden allgemeinen Entzündung der gesamten Mukosa. In solchen Fällen glaubten wir eine Infektion durch die Blutbahn annehmen zu müssen.

Histologie der Larynxtuberkulose.

Den klaren Einblick in den tuberkulösen Prozeß des Kehlkopfes gewährte erst die mikroskopische Forschung. Liest man Arbeiten, die vor 30 Jahren über unser Thema geschrieben sind, merkt man augenblicklich, daß eine weitgehende Unklarheit fast in allen wichtigen Fragen herrscht, die noch vermehrt wurde durch recht widersprechende Urteile der damaligen Fachgenossen. Und noch ein Jahrzehnt später ist das Bild der „Phthisis laryngea“, wie man sich damals durchweg ausdrückte, ziemlich verschieden von der heutigen Vorstellung über die „Tuberkulosis laryngis“.

Als ein Merkstein auf dem Forschungswege ist hier noch einmal die oft zitierte ausführliche Abhandlung Heinzes zu nennen, die außer wichtigen auf ein großes Sektionsmaterial fußenden statistischen Angaben besonders die mikroskopische Seite der Frage, man darf sagen, in mustergültiger Weise bearbeitet hat. Die vorzüglichen bildlichen Darstellungen von Heinze über die Histopathologie der Larynxtuberkulose sind von Schech 20 Jahre später in dem Abschnitt „die tuberkulöse Erkrankung des Kehlkopfes und der Luftröhre“ in Heymanns Handbuch einfach übernommen worden. Diese Tatsache spricht genug.

Weiterhin sei nur noch der trefflichen Studien über die mikroskopischen Verhältnisse der Kehlkopftuberkulose gedacht, mit denen Heryng 1887 die allgemeine Aufmerksamkeit der Ärzte auf unsere Erkrankung zog, bei der er mit besonderem Nachdruck wegen der histologisch nachweisbaren Vernarbungsprozesse auf die Zweckmäßigkeit einer zielbewußten chirurgischen Behandlung hinwies.

Später haben besonders E. Fränkel, Korkunoff, Biefel und Schech die Histologie der Larynxtuberkulose bearbeitet.

Es handelt sich, wie bekannt, im Kehlkopfe um eine Schleimhauttuberkulose, die nach der Ansicht der meisten Forscher zuerst als subepitheliales kleinstes Knötchen in der Tunika propria der Mukosa dicht unter der Basalmembran des Epithels in die Erscheinung tritt. Das anatomische Studium stößt hier gleich auf eine Schwierigkeit, insofern es in der Natur der Sache liegt, daß die ganz initialen Tuberkelansiedlungen nur selten zur mikroskopischen Untersuchung gelangen. Man hat daher bei allgemeiner Miliartuberkulose aus dem Verhalten der im Larynx sich vorfindenden Tuberkel Schlüsse gezogen; hier trifft man in der Tat die kleinsten miliaren Knötchen subepithelial an.

Unter dem reichlichen Material, das von uns anatomisch durchsucht worden ist, war in einem Fall eine verhältnismäßig frische Erkrankung in der Pause zwischen zwei Beobachtungen aufgetreten. Es handelte sich um eine flache Infiltration der Regio interarytaenoidea, die genau in der Mitte eine eben beginnende Ulceration zeigte. Die durch Operation gewonnenen Partikel wurden sofort der mikroskopischen Untersuchung zugänglich gemacht und boten in histologischer Beziehung einen äußerst interessanten Befund. In der Tat handelte es sich um eine initiale Tuberkelansiedlung. Die ganz vereinzelten Knötchen, deren mikrometrische Messung durchschnittlich eine Größe von 0,2 mm ergab, zeigten alle Entwicklungsphasen des frischen Tuberkels. Von der einfachen Rundzellenansammlung in runder bis ovaler Form waren Übergänge vorhanden mit zentralen epitheloiden Zellen und einem Kranz von Rundzellen bis zur vollen Entwicklung des gefäßlosen typischen Tuberkels mit großen vielkernigen Riesenzellen. Diese ziemlich vereinzelt im Gewebe gelegenen Knötchen fanden sich alle in der Tunika propria ziemlich dicht unterhalb des wohlerhaltenen Epithels, das aus einer mehrschichtigen, oben ganz platten Zellage bestand. Die Tuberkel waren alle durch eine deutliche Schicht von der Membrana limitans entfernt, standen aber sämtlich in irgendeiner Beziehung zum Gefäßsystem. Dieses letztere zeigte einen sehr bemerkenswerten Zustand. Arterien, Venen, Kapillaren und Lymphgefäße waren sämtlich stark erweitert, zum Teil ganz deutliche Stase des Blutstroms aufweisend. Die Gefäßwände waren durchweg von mehr oder minder reichlichen Rundzellenzügen begleitet und standen an manchen Stellen in direktem Zusammenhang mit einem Tuberkel. Entweder erkannte man am Rande noch deutlich kleinste Gefäße, deren Wandung bereits von der Rundzellenwucherung ergriffen und undeutlich geworden war, oder aber eine Anhäufung von einkernigen runden Zellen war um mehrere Kapillardurchschnitte gruppiert. Die gefäßlosen ausgebildeten Tuberkel lehnten sich dabei (in mehreren Schnitten besonders charakteristisch) dicht der Adventitia einer kleinen Arterie an, während in nächster Nähe stark dilatierte Venen und weite Haargefäße im Durchschnitt getroffen waren. Besonders auffällig waren uns einige Knötchen, die in Bindegewebe mit viel elastischen Fasern derart eingelagert sich fanden, daß die tuberkulöse Wucherung von einem deutlichen Ring von Bindegewebsschlingen umflochten war. Kurzum, es unterlag keinem Zweifel, daß die ganze Tuberkelansiedlung in einem deutlichen Verhältnis zu dem äußersten, unmittelbar unter dem Epithel gelegenen Gefäßschlingenbezirke stand (siehe Figuren Nr. 1, 2 und 3 auf Tafel I und II). Weiter in der Tiefe des Gewebes gegen die Submukosa zeigten dort lokalisierte Schleimdrüsen zwischen den Acinis eine deutliche Zellinfiltration. Ebensolche fand sich schließlich auf einigen Strecken um die Drüsenausführungsgänge und unmittelbar unter der Basalmembran der Epithelschicht.

Diese klar detaillierten histologischen Bilder waren aber total verwischt bis zur gänzlichen Unkenntlichkeit in den Schnitten, welche die Nähe der oben erwähnten Ulceration erreichten. Hier war alles dicht von Tuberkeln durchsetzt, die teilweise schon den regressiven Veränderungen anheimgefallen waren.

Ganz ähnliche histopathologische Vorgänge, wie wir sie eben ausführlich geschildert haben, fanden wir später in anderen Gewebsteilen, die intensiver erkrankten Kehlköpfen entnommen waren; freilich handelte es sich dabei um Stellen in diesen, welche der zeitlichen Entwicklung der Erkrankung nach am letzten befallen waren. Überall zeigte sich hier ein unverkennbarer Zusammenhang zwischen Zirkulationsapparat und Tuberkelentwicklung.

Da alle Partien des Larynx von uns systematisch auf die tuberkulösen Gewebsveränderungen hin mikroskopisch untersucht worden sind, verlohnt es sich vielleicht, die einzelnen Teile besonders zu besprechen, zumal auch der Prozeß sich nicht überall ganz gleich abspielt. Das Studium des Tuberkels ist in der Mukosa des Kehlkopfs besonders lehrreich. Figur 4 auf Tafel II zeigt z. B. alle typischen Bestandteile desselben.

Am häufigsten ist die Epiglottis von uns durchforscht worden, namentlich in Fällen, wo in ihr allein oder doch hauptsächlich sich die Tuberkulose angesiedelt hatte. Schon bei makroskopischer Durchmusterung der Schnitte durch den Kehldeckel fällt auf, daß der Knorpel nie in der Mitte liegt, daß also mit anderen Worten immer die eine Seite stärker infiltriert ist, als die andere. Stets ist die stärkere Infiltration auf der lingualen Seite, wo ein ausdehnungsfähigeres submuköses Gewebe sich befindet, wie wir das besonders durch Hajeks Injektionsversuche wissen. Auch Figur 6 auf Tafel IV zeigt dies Verhalten; gleichzeitig gibt dieselbe eine vorzügliche Übersicht eines schon ziemlich fortgeschrittenen tuberkulösen Prozesses. Durch die ganze Breite der ums $2^1/_2$fache vergrößerten Schleimhaut sind die tuberkulösen Herde verstreut und vom Epithel meist durch einen kleinen Zwischenraum getrennt. Nur oben an der linken Spitze hat ein Konglomerat von Tuberkeln ganz das Epithel erreicht und daselbst eine kleine Ulceration bewirkt, desgleichen auch an der Spitze des Knorpels, wo die Wucherungen einerseits die epitheliale Bedeckung zum Teil zerstört, andererseits aufs Perichondrium und die netzförmige Zwischensubstanz des Knorpels übergegriffen haben. Eine stärkere Vergrößerung der letztgenannten Partie in Figur 8 auf Tafel V illustriert diese Vorgänge noch weit deutlicher. Wegen des ziemlich weit vorgeschrittenen Prozesses ist von Blutgefäßen nicht viel mehr zu sehen. Ganz anders liegt die Sache in Figur 10 auf Tafel VI. Hier hat ein einziger großer Herd die ganze Verbreiterung der Mukosa zuwege gebracht; im übrigen hat in dem von Tuberkeln freien elastischen Bindegewebe eine ganz bedeutende Erweiterung der Gefäße stattgefunden, die zur Gesamtinfiltration des befallenen Kehldeckels nicht unwesentlich beiträgt.

In anderen Fällen von Epiglottisinfiltration war die Vergrößerung wiederum zum Teil auf Kosten der Mitbeteiligung der Schleimdrüsen erfolgt. Nach unseren darauf besonders gerichteten Nachforschungen handelt es sich dabei um einen interacinös stattfindenden Wucherungsprozeß. Von einem intraacinösen Vorgehen der tuberkulösen Invasion konnten wir uns nie recht überzeugen. Im Beginn erkennt man nur eine kleinzellige Infiltration des zwischen den Acini und Drüsengängen gelegenen Bindegewebes; später wird dasselbe immer stärker von Rundzellen erfüllt und demgemäß das eigentliche Drüsengewebe auseinander gedrängt. Endlich wird dieses in den Prozeß selber mit einbezogen, und zwar so, daß am längsten die widerstandsfähigeren Drüsengänge der tuberkulösen Umwandlung standhalten. Figur 9 auf Tafel V gibt von diesen Vorgängen eine gute Anschauung. Oft ist es möglich, die einzelnen Phasen des Vordringens der Tuberkulose in ein und derselben Drüse gleichzeitig zu beobachten, insofern ihre einzelnen Lappen in ungleichmäßiger Weise ergriffen sind. Wenn schließlich schon ganze Drüsengebiete der Tuberkulose weichen mußten, ist immer noch der betreffende die Mukosa schräg durchsetzende Drüsenausführungsgang mit seinem kräftigen Zellgefüge völlig erhalten, allerdings meist auch in diesen Fällen von Rundzellenzügen begleitet.

In mehreren Kehldeckeln war in den zahlreichen durchsuchten Schnitten der Schleimdrüsenapparat so stark von dem tuberkulösen Prozesse befallen, daß man wohl das Recht hatte, von einer Schleimdrüsentuberkulose zu sprechen. In diesen Fällen waren die eben beschriebenen Vorgänge besonders deutlich.

Weiterhin boten manche Infiltrationen der Epiglottis im histologischen Bilde ein ganz deutliches Überwiegen des Bindegewebes. Tuberkel fanden sich hier auch bei sonst vorgeschrittenen Prozessen weit spärlicher, waren meist durch derbe Bindegewebszüge voneinander getrennt, im übrigen aber durch die ganze Dicke der Mukosa verbreitet. Auch das Gefäßsystem war hier viel mehr von den spezifischen Wucherungsvorgängen verschont geblieben.

Wo umgekehrt diese letzteren das Feld beherrschten, waren in ganz weit vorgerückten Stadien fast alle Gefäße der Tuberkulose zum Opfer gefallen. Wo der Prozeß noch nicht völlig auf dieser Höhe stand, war das Verhalten des Gefäßapparates, namentlich der größeren Arterien und Venen, höchst bemerkenswert. In Übereinstimmung mit anderen Beobachtern muß da hervorgehoben werden, daß von den drei Schichten der Gefäßwandung, wie das leicht verständlich ist, die Muskularis besonders der Arterien mit fester elastischer Einlagerung am widerstandsfähigsten sich zeigte. Häufig sah man die Adventitia von dichten Rundzellen durchsetzt. Besonders gut ließ sich der Zerstörungsprozeß bei den dünnwandigeren Venen verfolgen, wo auch die entzündlichen Vorgänge am Endothel deutlich zutage traten. In einigen besonders glücklich getroffenen Schnitten sahen wir mitten in einem typischen Tuberkel die reich mit Rundzellen durchsetzte Arteriengefäßwand dergestalt, daß die Tunika externa schon schwer erkennbar war, nur die quergestellten Muskelkerne der Media bildeten noch einen ovalen Ring, dessen sehr verengtes Lumen von undeutlich im Querschnitt, also rund, getroffenen Intimakernen begrenzt war. Diese feinsten Details wurden erst bei 250facher Vergrößerung ganz deutlich. Figur 14 auf Tafel III gibt jedoch schon bei 100facher Vergrößerung ein gutes Bild der eben beschriebenen histologischen Einzelheiten. Wo es sich um schwachwandigere und kleinkalibrigere Gefäße handelte, beobachteten wir deren Anwesenheit einigemal in völlig ausgebildeten Tuberkeln mit epitheloiden Zellen im Zentrum und vielkernigen Riesenzellen mit Sicherheit trotz fast völliger Auflösung der Wandung bei stärkster Vergrößerung und enger Blende an den im Lumen noch sichtbaren Erythrocyten.

Bei größeren Venen, die in dicht mit Rundzellen durchwucherter Umgebung lagen, war deren Gefäßwand einfach durch diese Wucherung substituiert. In einzelnen Gefäßdurchschnitten war auch bereits im Lumen eine Zellvermehrung eingetreten, deren Abstammung von der Gefäßwand unverkennbar war, wobei öfter ein Austritt von roten Blutkörpern in die Umgebung des Gefäßes sich feststellen ließ.

Bei Eingehen auf die Figur 6 erwähnten wir oben bereits eine Perichondritis tuberkulosa. Trotzdem der Prozeß so häufig unmittelbar an den Knorpelüberzug angrenzt, so oft er besonders auch durch die Schleimhauttuberkulose bis in die bindegewebigen Zwischenstücke des Epiglottisknorpels, der ja bekanntlich meist aus zwei bis drei einzelnen Knorpelteilen besteht, hereingetragen wird, so selten ist eigentlich das Perichondrium nach unseren Untersuchungen in die tuberkulöse Wucherung einbezogen. Daher sind auch, jedenfalls bei geschlossenen Infiltraten des Kehldeckels, eigentliche Knorpelnekrosen oder deren Anfänge äußerst selten. Nur wenige Male war infolge eines größeren ulcerativen Defektes am freien Rande Perichondrium und Knorpel in stärkere Mitleidenschaft gezogen. Kürzlich beobachteten wir zwei Fälle, wo am oberen freien Teile des Kehldeckels grobe ulcerative Prozesse Platz gegriffen hatten, bei denen der bloßgelegte Knorpel frei vorlag. Die histologische Untersuchung ergab besonders deutlich in einem der beiden Präparate ein typisches Übergreifen der Tuberkulose aufs Perichondrium und von hier aus tief hinein in die Zwischensubstanz des Knorpelgewebes, von welcher aus dann die Knorpelzellen dem Zerstörungswerk anheimfielen. An anderer Stelle gedachten wir bereits einer Erkrankung, wo ohne Wissen des Patienten die gesamte Epiglottis bis auf den geringen Rest, der die Verbindung mit Zunge, Pharynx und Os hyoideum vermittelt, fortgefressen war. Figur 11 auf Tafel VII zeigt, wie in diesem Falle die tuberkulösen Herde entlang dem Gefäßapparat des interlobulären Bindewebes bis tief in das der Epiglottis anliegende Fettlager gewuchert sind.

Wir müssen daher nach unseren Untersuchungen annehmen, daß eine tuberkulöse Perichondritis nicht nur existiert, sondern daß sie wohl auch meist den sekundären Eiterungen vorangeht und ihnen die Wege ebnet.

Im allgemeinen sahen wir übereinstimmend mit den Autoren Ulcera meist an der laryngealen Fläche, häufig am freien Rande, sehr selten an der lingualen Fläche der Epiglottis.

Ähnlich den histopathologischen Vorgängen im Kehldeckel fanden wir diejenigen der ary-epiglottischen Falten und der Arygegend selber, wo ja ebenfalls von den Grundformen der Tuberkulose das Infiltrat am meisten anzutreffen ist. Um auch hier über die perichondritischen Veränderungen Klarheit zu gewinnen, nahmen wir an der Leiche entnommenen Aryknorpeln ad hoc mikroskopische Untersuchungen vor. Es liegt auf der Hand, daß auf operativem Wege hier bei weitem nicht so häufig geeignetes Material zu erhalten ist, wie an der Epiglottis. Die erwähnten Aryknorpel gehörten daher auch in der Regel in schwerer Weise tuberkulös erkrankten Kehlköpfen an. Hier zeigte sich nun weit häufiger als am Kehldeckel eine Mitbeteiligung von Knorpelüberzug und Knorpel. Aber, wie an anderer Stelle schon hervorgehoben, Abszedierungen mit makroskopischer Knorpelnekrose waren nirgends nachweisbar.

Die Hinterwand, also die Regio interarytaenoidea, dieser Lieblingssitz der Larynxtuberkulose, wurde desgleichen sehr häufig auf die feinere Struktur hier ansässiger tuberkulöser Prozesse hin durchforscht. Am meisten interessiert dabei das histologische Bild der an dieser Stelle so gern vorkommenden Tumoren. Von diesen konnten wir mehrere histologisch genau untersuchen, die der Schechschen Definition vollkommen entsprachen. Am stärksten waren Bindegewebswucherungen darin vertreten, so daß man häufig direkt nach Tuberkeln zu suchen hatte. Charakteristisch gerade für die Hinterwandtumoren sind starke Wachstumsvorgänge im Plattenepithel. Außer oft sehr bedeutender Vermehrung der Epithelzellenschichten geht auch eine zapfenförmige Wucherung in die Tiefe der Mukosa vor sich, die direkt an Bilder von Epithelkrebsen erinnert. Das Bindegewebe besteht aus dichtstehenden, ziemlich derben Faserzügen und ist arm an elastischen Elementen. Die Blutgefäße sind nicht sehr zahlreich und niemals erweitert. Hie und da sind sie von kleinen Rundzellenzügen umlagert.

Auch die zu Zerfallserscheinungen neigenden Tumorformen sind durch zum Teil ganz erhebliche Epithelproliferationen ausgezeichnet; aber die tuberkulösen Herde vereinigen sich auf größere Strecken, die Gefäße sind vermehrt und teilweise sehr dilatiert, kurzum, es nehmen deutlich entzündliche Erscheinungen einen Hauptplatz im Gewebsbilde ein. Dazwischen kommen wieder Stellen vor, die ganz dem Strukturbilde der ersten Tumorform gleichen. Beiden gemeinsam ist die Armut an Schleimdrüsen. An der Basis des Tumors beobachtet man gar nicht selten ein Eindringen der Tuberkel zwischen die obersten Muskelfasern des M. interarytaenoideus transversus.

Manche Tumoren, die sich äußerlich ziemlich fest anfühlen, sind zwar reich an einzelnen tuberkulösen Herden; diese sind aber einzeln oder in Gruppen durch derbe Bindegewebsstränge voneinander geschieden. Figur 12 auf Tafel VII bringt das gut zur Anschauung. Auch treten bei dieser histologisch wohl charakterisierten Tumorform mehr elastische Formelemente auf.

Nicht unerwähnt bleiben soll auch an dieser Stelle, daß es gerade an der Larynxhinterwand Übergangsformen von

Tumor und erhabenem Infiltrat gibt, wo die Grenzlinie oft schwer zu finden ist. Das kommt auch histologisch ganz zum Ausdruck. Gerade das zuletzt beschriebene mikroskopische Gewebsbild findet man genau so bei stärkeren Hinterwandsinfiltraten.

Jedenfalls spielt das Bindegewebe an keiner Stelle des Larynx eine so große Rolle, wie gerade an der Hinterwand.

Die bekannten Veränderungen der Muskelfasern, die zuerst E. Fränkel eingehend beschrieb, lassen sich sehr gut an Schnitten der Hinterwand studieren, die noch in den M. transversus hineinreichen.

Die eigentlichen Hinterwandsinfiltrate gleichen, abgesehen von dem schon betonten Bindegewebsreichtum, sonst im großen und ganzen den beim Kehldeckel ausführlich beschriebenen Bildern.

An den Taschenbändern wird die hier lokalisierte Tuberkulose durch den natürlichen Reichtum an Schleimdrüsen einerseits, durch das lockere Zwischengewebe andererseits in ihren feineren Strukturverhältnissen beeinflußt. Es handelt sich hier also um oft sehr umfangreiche Infiltrate, in denen mit Vorliebe die Schleimdrüsen befallen sind.

Die in einem früheren Abschnitt erwähnte granulierende Fläche hat ihren Sitz häufiger auch an den Taschenbändern. Histologisch finden sich dann subepitheliale, auf längeren Strecken miteinander verschmolzene Herde, deren Entstehung aus zirkumskripten Tuberkeln manchmal fast unkenntlich geworden ist; das Epithel ist dabei teils ganz intakt, obwohl die Wucherungen unmittelbar die Membrana limitans erreicht haben, teils ist dasselbe auch direkt verloren gegangen. Jedoch sahen wir nie tiefere Substanzverluste. In den unteren Schichten der Mukosa und in der Submukosa sitzen einzelne Tuberkel, und eine Mitbeteiligung der Schleimdrüsen ist die Regel.

Die eigentliche Domäne des Ulcus tuberkulosum ist das Stimmband. Leider sind es meist wieder die schwereren Erkrankungen, die der anatomischen Untersuchung zufallen. Und doch wäre gerade von großem Wert, hier die initialen tuberkulösen Gewebsveränderungen sicher kennen zu lernen. Auszuschalten sind natürlich jene bekannten Erosionen, die auch bei Nichttuberkulösen infolge chronischer Katarrhe oder anderer von außen einwirkender Schädigungen entstehen. Anatomisch handelt es sich hierbei lediglich um Epithelverluste.

Was das tuberkulöse Ulcus anlangt, so nehmen einige Autoren bei dessen oberflächlicher Form eine Entstehung desselben von außen nach innen an. Mag die Frage des Hineingelangens der Tuberkelbazillen an diesem Platze ganz unerörtert bleiben, aber als anatomisches Substrat einer später erfolgenden Ulceration muß doch die Präexistenz des Tuberkels festgehalten werden. Nach allem, was wir wissen, entsteht derselbe aber stets zuerst subepithelial. In den wenigen Fällen, wo wir Gelegenheit hatten, solch oberflächliches Ulcus histologisch zu untersuchen, legte stets die Umgebung des Substanzverlustes klares Zeugnis ab von den typischen Wucherungsvorgängen, die sich vor dem Zerfall hier abgespielt hatten.

Auch da, wo ein tuberkulöser Herd in der obersten Schicht der Mukosa angenommen wird, findet das nun zuerst erfolgende Abstoßen der darüber gelegenen Epitheldecke eine verschiedene Erklärung bei den einzelnen Forschern. Seifert meint, daß durch den Druck nachrückender Tuberkel das Epithel einreißt, sich durchbohrt und so zunächst eine trichterförmige Öffnung entsteht. Schechs Ansicht dagegen ist die, daß, sobald die tuberkulösen Herde die unterste Schicht des Epithels erreicht haben, durch Ernährungsstörungen die erste

Schädigung der Deckzellen erfolgt. Das ist auch unsere Überzeugung. Nicht durch Nachrücken, sondern im Gegenteil durch Zusammenfall des verkäsenden Tuberkels entsteht dann der Substanzverlust. Wie schnell dies eintreten kann, darüber belehrt eine häufige Kontrolle am Lebenden.

Für die Ulcerationen am Stimmbande beansprucht mit Recht seit langem die Frage ein Interesse, ob überall im Bereiche desselben Schleimdrüsen vorkommen. Darüber, daß dieselben an der vertikalen Fläche des Labium vokale stets reichlich vorhanden sind, waren wohl nie Meinungsunterschiede vorhanden, wohl aber darüber, ob auch an der horizontalen Fläche. Nach unseren Untersuchungen über dies Thema können wir Heryng darin nur beipflichten, daß man mit ziemlicher Regelmäßigkeit am Processus vokalis, und zwar nicht nur seitlich von demselben, im Anschluß an die erwähnten Drüsen, sondern auch oberhalb desselben in der Verlängerung der horizontalen Stimmbandfläche einzelne Drüsen vorfindet. Und gerade hier am Stimmfortsatze des Stellknorpels siedeln sich mit solcher Häufigkeit Infiltrationen an, aus denen oft recht tiefe Ulcera hervorgehen. Heryng führt das mit Recht auf die Anwesenheit dieser Schleimdrüsen zurück.

Noch eines strittigen anatomischen Punktes muß hier gedacht werden, der für die Tuberkulose des Stimmbandes von Wichtigkeit ist. Ob der horizontalen Fläche eine eigene Submukosa zukomme oder nicht, hatte zu mancherlei Erörterungen geführt. B. Fränkel leugnete ihre Existenz ganz. M. Schmidt sagt richtig, daß schon die Möglichkeit, mit einer feinen Zange die normale Schleimhaut dieser Stimmbandfläche aufzuheben, den Schluß zulasse, daß eine wenn auch noch so schmale Submukosa vorhanden sein müsse. Genügend feine Schnitte senkrecht auf die Längsrichtung geführt, zeigen schon bei 60facher Vergrößerung deutlich, daß die niedrige

Mukosa schnell in eine dünne Submukosa mit Kapillaren und, weiter zum Sinus hin, auch mit Drüsengängen übergeht. Noch deutlicher werden diese Verhältnisse, wenn durch kleine Tuberkel an dieser Stelle das Gewebe auseinander gedrängt wird. Figur 7 auf Tafel IV veranschaulicht das deutlich. Dieselbe stellt einen stärker vergrößerten Ausschnitt der obersten Partie des Übersichtsbildes Fig. 5 auf Tafel III dar, eines Vertikalschnittes durch ein tuberkulöses Labium vokale im Bereiche des Processus vokalis.

Während das normale Flimmerepithel der Vertikalfläche des Stimmbandes gegen dessen freien Rand zu sich allmählich abflacht und so schließlich zum Plattenepithel wird, findet sich in tuberkulös infiltrierten Stimmbändern das Flimmerepithel auf weite Strecken durch abgeplattetes Epithel ersetzt und in seinen Schichten unregelmäßig verdickt (siehe Figur 5). Das Gleiche sahen wir übrigens auch am Kehldeckel.

Am Stimmbande kommen ferner auch Tumoren vor, die in ihrem histologischen Verhalten nicht wesentlich von dem an den Hinterwandstumoren beschriebenen abweichen.

Daß der tuberkulöse Prozeß sich von der horizontalen Fläche des Labium vokale häufig auf den Sinus Morgagni fortsetzt, ist aus den anatomischen Verhältnissen leicht verständlich, da ja Stimmbandoberfläche und Unterwand des Sinus die gemeinsame Schleimhautbedeckung des M. thyreo-arytaenoideus abgeben.

Bei Schnitten, welche Stimmband, Taschenband und Sinus Morgagni im Zusammenhang treffen, sieht man daher auch histologisch häufig eine Kette von Herden hinüber und herüber führen.

An anderen Stellen der Larynxschleimhaut, die hier nicht eigens erwähnt sind, spielen sich die bisher geschilderten tuberkulösen Vorgänge in gleicher Weise ab.

Verbindung der Larynxtuberkulose mit anderen Lokalisationen der Tuberkulose innerhalb der oberen Luftwege.

Daß bei weitem die häufigste Lokalisation der Tuberkulose im Kehlkopf ist, erkennt man daraus, daß unter unseren 498 nur 14 sich befanden, bei denen außerdem noch an einem anderen Platze im Bereiche der oberen Luftwege sich tuberkulöse Veränderungen vorfanden. Soweit dabei die Verbindung mit Trachealtuberkulose in Betracht kommt (vier Fälle), handelte es sich dreimal um Diagnosen in vivo, nur einmal erbrachte erst die Obduktion das Mitbefallensein der Luftröhre. Selbst bei sorgfältiger Untersuchung konnten tiefgelegene Herde besonders der hinteren Trachealwand unerkannt bleiben, da wir uns nicht der Kirsteinschen oder Killianschen direkten Tracheoskopie bedienten.

Anatomisch handelte es sich um zwei Hauptformen der Schleimhauttuberkulose, um das Ulcus und um die granulöse Fläche. Von letzterer gibt nebenstehende Textfigur ein anschauliches Bild. Bemerkt muß hierbei werden, daß ein Holzstückchen die median durchschnittene Ringplatte der Kartilago krikoides auseinanderspreizt, um einen besseren Einblick zu gewähren. Dabei entstanden Risse in der Trachea, die also Kunstprodukte sind. Histologisch ergaben die Untersuchungen der Trachealtuberkulose nichts Besonderes. Nur sei erwähnt, daß ein tieferes Ulcus ganz bis in die Nähe eines Trachealringes reichte, an dem eine markante tuberkulöse Perichondritis mit Übergang auf die Knorpelzwischensubstanz sich nachweisen ließ.

Anders als bei der Teilnahme der Luftröhre am tuberkulösen Prozeß liegt die richtige zahlenmäßige Beurteilung bei derjenigen von Pharynx und Zunge, da hier bei aufmerk-

Zu Seite 40.

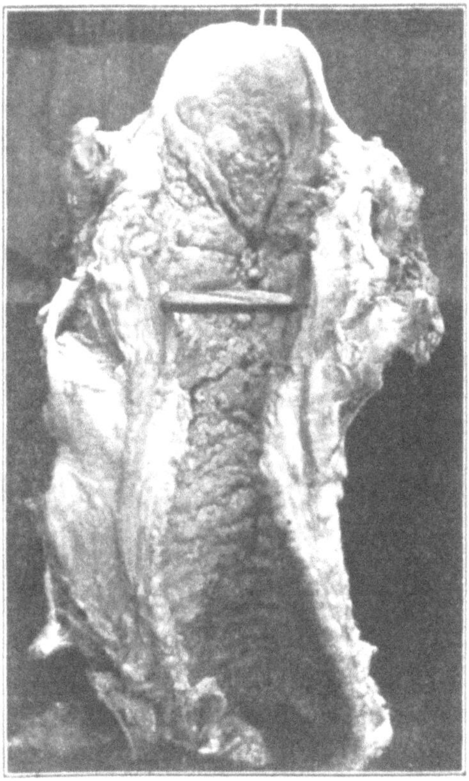

samer Untersuchung am Lebenden wohl in keinem Falle ein Übersehen möglich ist. Wir fanden 6 Fälle von gleichzeitiger Pharynxtuberkulose und 3 von Pharynx- und Zungentuberkulose. Besonderes Interesse wurde einigen dadurch verliehen, daß sie unter unsern Augen entstanden beziehungsweise fortschritten. Was im einzelnen den Sitz im Pharynx anlangt, so war nur einmal sicher die rechte Tonsille befallen, sonst die Seitenstränge, die Gaumenbögen, die Rachenhinterwand, das Velum palatinum und bei Beteiligung der Zunge die Wurzel derselben dicht an der Epiglottis. In allen Fällen handelte es sich um schwerste Larynxtuberkulosen, nur einmal um eine mittelschwere.

Von den Hauptformen traten hierbei Infiltrat, Ulcus und miliares Knötchen und deren Mischformen auf. Namentlich bei schneller Propagation des Prozesses in aszendierender Richtung (bis an die Schleimhaut des harten Gaumens) war einige Male eine gute Beobachtung der miliaren Form ermöglicht. Auch die Schnelligkeit, mit der ein recht bedeutendes Ulcus an einem bis dahin geschlossenen Infiltrat sich bilden kann, war uns dabei zu sehen erlaubt.

Was die histologischen Befunde anbetrifft, so ist bei der Pharynxtuberkulose die starke Mitbeteiligung der Muskulatur sehr bemerkenswert. Wir fanden außer den charakteristischen Veränderungen der Schleimhauttuberkulose in allen Fällen entweder Tuberkel zwischen die Sarkolemmschläuche eingeschoben, wobei oft eine birnförmige Konfiguration der tuberkulösen Herde sichtbar war, oder das Muskelgewebe wies die bekannten degenerativen Veränderungen auf. Die Querstreifung der Muskelsubstanz hatte stark gelitten oder war ganz verschwunden, die Zwischensubstanz war in ihrem Zellreichtum stark vermehrt, und die Breite der Muskelfasern nahm oft plötzlich beträchtlich ab. All diese Tatsachen erklären zur Genüge, wie sehr bekanntlich die Funktion der Muskulatur bei Tuberkulose des Pharynx Not leidet.

In einem Falle ferner war die Kehlkopferkrankung durch eine typische Tuberkulose der Oberlippe kompliziert ohne sonstige tuberkulöse Ansiedlungen im Traktus respiratorius.

Endlich gebührt einer Verbindung von Kehlkopfhinterwandsinfiltration mit Lupus des harten Gaumens und Karies des Oberkiefers noch eigene Erwähnung.

Sonstige Tuberkulose der oberen Luftwege ohne Beteiligung des Larynx.

Ohne daß im Kehlkopf tuberkulöse Veränderungen sich nachweisen ließen, fand sich in sechs Fällen unseres Krankenmaterials solitäre Tuberkulose an anderen Stellen der Schleimhaut der oberen Luftwege. Zweimal war die Nase befallen. Im ersten Falle handelte es sich um Infiltration und Ulceration der rechten mittleren Muschel und einer korrespondierenden Stelle am Septum, im zweiten um Befallensein der linken Seite des Septum nasi.

Ferner verdient hier die kurze Beschreibung einer schweren Tuberkulose der Zunge aufgeführt zu werden. Fast den ganzen linken Rand derselben nahm ein tiefes Ulcus ein, das mit einem höchst übelriechenden schmierigen Belag versehen war. Ein exzidiertes Stück ermöglichte eine mikroskopische Untersuchung, die eine vorgeschrittene tuberkulöse Zerstörung ergab und zeigte, wie weit auch das Muskelgewebe von dem Prozeß ergriffen werden kann. Die meisten Herde waren durch weitgehende Verkäsungen gekennzeichnet. Bis auf einige Stellen am harten Gaumen hatte sich die Erkrankung ausgedehnt; namentlich in der Nähe des Alveolarraumes eines ausgezogenen Zahnes befand sich ein etwa 10-Pfennigstück großes granulationsreiches tuberkulöses Ulcus. Außer einer schweren Lungenerkrankung und einer im weiteren Verlauf sich noch äußernden Blasentuberkulose waren andere Lokalisationen nicht nachweisbar.

Der primäre Sitz eines tuberkulösen Ulcus in der Nähe der Bifurkation ohne auch durch die Sektion nachweisbare Tuberkulose von Lunge und Larynx ist schon an anderer Stelle kurz erwähnt und von einem von uns 1901 ausführlich veröffentlicht worden.

Bei einer ganz initialen geschlossenen Lungentuberkulose fanden wir eine schwere tuberkulöse Affektion der ganzen Uvula, des linken hinteren Gaumenbogens, eines Teiles des Velum palatinum bis an den rechten vorderen Gaumenbogen angrenzend in Gestalt einer heftig entzündlichen Infiltration mit Ulcerationen. Die in toto entfernte Uvula wurde genau histologisch durchsucht, wobei zahlreiche noch einzeln gelegene Tuberkel subepithelial meist von der Basalmembran des Epithels durch einen deutlichen Zwischenraum entfernt nachweisbar waren. Die einzelnen Tuberkel fielen durch den Reichtum an Riesenzellen auf; in einigen solitären Herden fanden sich bis zu zehn derselben. Die sehr zahlreichen Schleimdrüsen des Zäpfchens waren in sehr geringem Maße von Tuberkulose befallen.

In einem sechsten Falle endlich lag ein ganz merkwürdiger pathologischer Befund vor, insofern nämlich die hinteren Gaumenbogen sowie die hintere Uvulafläche völlig mit der Pharynxhinter- und seitenwand verwachsen waren, so daß nur auf der rechten Seite eine kaum bemerkbare Passage zwischen Nasen- und Rachenhöhle übrig blieb. Soweit handelte es sich um alte vernarbte Krankheitsprozesse. Neu war nur eine tief zerklüftete Ulceration an der linken Vorder- und Seitenfläche der Uvula. Den anfänglichen Verdacht auf Lues beseitigte eine energische erfolglose Jodkalibehandlung, sowie die mikroskopische Untersuchung der exzidierten Uvula, die das Bild typischer Tuberkulose gab. Nach dem ganzen Befunde neigten wir schließlich der Annahme zu, daß ursprünglich eine lupöse Erkrankung an den erwähnten Stellen sich abgespielt hatte. Darauf wiesen die oben genannten Verwachsungen hin. In neuerer Zeit hatte sich dann allerdings eine richtige Schleimhauttuberkulose dazugesellt.

Mischformen der Larynxtuberkulose mit Syphilis.

Ähnliche Schwierigkeit bei der Beurteilung pathologischer Mischprozesse bieten auch die gleichzeitig vorhandenen tuberkulösen und luetischen Affektionen im Larynx sowie in den übrigen Luftwegen. Was das zeitliche Verhältnis dabei anlangt, so kann jede derselben der anderen vorangehen. M. Schmidt beobachtete die spätere Infektion tertiär syphilitischer Geschwüre mit Tuberkulose. In den allermeisten Fällen, namentlich wo beide Erkrankungen auf dem Höhepunkt der Erscheinungen stehen, ist die Entscheidung der Priorität von dieser oder jener Affektion wohl ganz unmöglich. Nicht schwer ist es, bei ausgesprochener Larynxtuberkulose das Hinzutreten sekundär luetischer Erscheinungen zu erkennen, besonders bei gleichzeitigem Auftreten im Rachen, etwas schwerer vielleicht schon das Umgekehrte.

Nach Schmidt und Gerhardt gibt der Sitz der Krankheit häufig einen Fingerzeig, insofern Befallensein der Hinterwand mehr für Tuberkulose, das des Kehldeckels mehr für Lues sprechen soll. Doch ist hierbei nach unseren Erfahrungen große Vorsicht am Platze. Wir sahen mehrere exquisite Fälle von solitärer Epiglottistuberkulose.

Es ist hier nicht der Ort, eine ausführliche Differentialdiagnose zwischen Tuberkulose und Syphilis klarzulegen (siehe später unter Diagnose). Hier sei nur auf die nicht ungewöhnliche Schwierigkeit hingewiesen, die von rein pathologisch-anatomischem Standpunkt aus in der richtigen Erkenntnis mancher tertiär luetischer Larynxveränderungen und mancher vorgeschrittener tuberkulöser Wucherungsprozesse des Kehlkopfes liegt.

Syphilis der Schleimhaut in Form von Gummiknoten oder gummösen Infiltrationen hat mit tuberkulösen Tumoren und Infiltraten eine Ähnlichkeit, die auch dem kundigen Auge beim Auseinanderhalten oft Mühe bereitet. Wie viel mehr noch, wo beide Prozesse in den genannten Formen in dem gleichen Kehlkopf angesiedelt sind! Auch die histologische Untersuchung stößt wegen der gleichen oder ähnlichen Gewebsbilder auf Punkte, die keine völlige Klarheit gewähren. Eine Entscheidung wird in solchen Fällen oft nur durch Berücksichtigung der gesamten krankhaften Körperveränderungen oder durch therapeutische Maßnahmen (Jodkali, Quecksilber, Tuberkulin) herbeigeführt.

In manchen Fällen sind beide Vorgänge im Bereiche der oberen Luftwege, aber mit verschiedener Lokalisation, anzutreffen. Und hier gerade ist es möglich, die zeitliche Aufeinanderfolge zu durchschauen.

Unter unserm Krankenmaterial beobachteten wir nur fünf Fälle, wo es sich offenbar um Mischformen von Lues III. und Tuberkulose handelte, und zwar um solche im Kehlkopf. Bei drei von diesen waren außerdem tertiär-luetische Veränderungen in der Nase beziehungsweise im Pharynx vorhanden.

Bei einer tuberkulösen beiderseitigen Stimmbanderkrankung (Infiltration, später Ulceration) traten die Allgemeinsymptome einer Syphilis sekunda auf, und es bleibt fraglich, ob die gleichzeitig im Halse bestehende starke Rötung einem Erythema luetikum zuzuschreiben war oder nicht. Jedenfalls traten keine Kondylome des Larynx oder der übrigen Schleimhaut der oberen Luft- und Speisewege während unserer Beobachtung auf.

Ein starker Verdacht auf eine tuberkulöse Larynxerkrankung war in einem andern Falle kompliziert mit tiefen Nasenzerstörungen auf kongenital-syphilitischer Basis.

Anhang:
Unkomplizierte Lues des Larynx und der oberen Luftwege.

Anhangsweise fügen wir an, daß reine Kehlkopflues (ohne Tuberkulose) uns nur einmal zu Gesicht kam; gleichzeitig handelte es sich um luetische Miterkrankung von Nase, Wange und Gaumen. Und in diesem Falle war die luetische Larynxaffektion gerade an der Hinterwand in Form einer ulcerierten gummösen Infiltration lokalisiert! (siehe oben). Eine schwere Tertiärerkrankung von Nase (Septum), weichem Gaumen, Uvula, beiden Gaumenmandeln und hinterer Rachenwand war deswegen besonders auffallend, weil der Träger dieser Erkrankung eine syphilitische Infektion bis zuletzt hartnäckig in Abrede stellte. In jüngerer Zeit beobachteten wir bei zwei Lungentuberkulosen die Erscheinungen sekundärer Lues im Pharynx. Im ersteren Falle kontrollierten wir das Auftreten von Anfang an. An beiden Gaumenmandeln, an beiden vorderen wie hinteren Gaumenbögen und am weichen Gaumen rechts sah man auf entzündlicher Basis feine weiße Auflagerungen, von denen M. Schmidt mit Recht sagt, daß sie vor und nach dem Stadium ihrer höchsten Entwicklung fast wie ein Reif aussehen. Der Höhepunkt dieser sekundären Schleimhautlues war durch eine schneeweiße, ganz leicht erhabene Kondylombildung gekennzeichnet, die an mehreren Stellen ulcerierte.

Im zweiten Falle lag bei Beginn der Beobachtung ein kreisrundes scharf ausgeschnittenes Ulcus im Winkel zwischen Uvula und weichem Gaumen vor, in dessen Umgebung der eben geschilderte weiße Belag sich nach dem Arkus palatoglossus hin erstreckte. Wochen nach Ablauf dieser Erscheinung trat ein offenbar luetisches Erythem des Kehlkopfs auf unter besonderer Beteiligung der Epiglottis.

Pathogenese.

Wenn wir entgegen dem sonstigen Gebrauch der Autoren die Besprechung der Pathogenese der Larynxtuberkulose ans Ende des pathologisch-anatomischen Teiles verlegten, so leitete uns dabei der Gedanke, daß hier vieles im Facit besprochen wird, dessen ausführliche Erwähnung in den vorhergehenden Kapiteln geschah.

Bei der schwierigen Entscheidung, welchem Wege die Tuberkulose im Kehlkopf ihre Entstehung verdankt, sind zwei verschiedene Fragen aufzuwerfen: erstlich, was wissen wir über die gewöhnliche Eintrittspforte der Tuberkelbazillen in die Larynxschleimhaut und ferner wie verbreitet sich der tuberkulöse Prozeß nach erfolgter Infektion weiterhin?

Bleiben wir zunächst beim zweiten Teil unserer Frage stehen, so glauben wir auf Grund unserer anatomischen und klinischen Untersuchungen zu der Antwort berechtigt zu sein, daß die Weiterverbreitung der tuberkulösen Herde seltener durch den fast unaufhörlichen Kontakt gewisser Stellen im Larynx entsteht, über die pag. 24 schon Näheres angegeben ist, daß weit häufiger dagegen die einmal eingeschleppte Krankheit per continuitatem durch die Gewebsspalten und auch auf dem Wege der Lymph- und Blutbahnen weiter getragen wird. Und zwar findet diese Propagierung der die typischen tuberkulösen Wucherungen erzeugenden Keime in dem feinsten, unmittelbar unter der Epitheldecke gelegenen Gefäßbezirke statt, wo der Zirkulationsstrom am langsamsten sich vorwärtsbewegt und dem isolierten Wachstum miliarer, subepithelialer Herde die besten Bedingungen gewährt sind. Diese Anschauung gewannen wir aus der häufigen Beobachtung, daß von einem bestimmten Krankheitsherde aus, manchmal deutlich in einzelnen Schüben, eine Ausbreitung in die Nachbarschaft erfolgte. Beispielsweise war zu Beginn nur ein ziemlich geringfügiges Infiltrat der vorderen Kommissur vorhanden, und plötzlich zeigte sich das eine Stimmband deutlich walzenförmig aufgetrieben und entzündlich gerötet. Oftmals erreichte dann eine geeignete Schonung einen teilweise eintretenden Rückgang dieser Erscheinung. Es blieb aber in der Kontinuität mit der Kommissura anterior am vorderen Stimmbandende ein tuberkulöses Infiltrat bestehen. Oder von der Epiglottisinnenfläche seitlich vom Petiolus ist als erste Erscheinungsform ein flaches Ulcus auf mäßig infiltriertem Grunde nachgewiesen. Unter der Beobachtung erfolgt eines Tages eine Propagation auf das benachbarte vordere Taschenband. Eine weitere Aufzählung solcher kontinuierlicher Ausbreitungen, die unter unsern Augen entstanden, würde unnötig ermüden. Überzeugt wurden wir von diesen wirklich auf dem Wege über den genannten Gefäßbezirk vor sich gehenden Vorgängen durch unsere histologischen Untersuchungen. Wir verweisen auf die ausführliche Schilderung auf pag. 28 und 29 zurück. Das alles dürfte wohl auch auf keinen besonderen Widerspruch stoßen und von den Autoren ebenso gedeutet sein.

Anders steht es aber mit dem ersten Teil unserer Fragestellung. Über die gewöhnliche Eintrittspforte der Tuberkelbazillen in die Larynxmukosa gehen die Ansichten recht weit auseinander. Betrachten wir zunächst den Modus, dem wohl die meisten heutigen Tages die Entstehung zugeschrieben wissen wollen, die Infektion durch das vorbeipassierende Sputum. Cornet, der Hauptverfechter dieser Ansicht, begründet dieselbe in folgender Weise. Die meisten Larynxtuberkulösen leiden an einer mehr oder minder ausgebildeten Tuberkulose der Lunge. Die dabei produzierten großen Sputummengen werden oft lange Zeit durch den Kehlkopf herausbefördert. Der heftige und manchmal Jahre andauernde Husten ruft einen Reizzustand der Larynxmukosa, sowie Epitheldefekte hervor, die ein Eindringen der Bazillen sehr erleichtern. Für eine solche von außen erfolgende Sputuminfektion spricht nach Cornet vor allem noch der Lieblingssitz tuberkulöser Herde gerade an den Stellen, wo sich der Auswurf gerne festsetzt und wo er geradezu mechanische Insulte bei der Passage hervorruft. Vor allem sei dadurch erklärt, warum die Larynxtuberkulose meist mit schweren, schon lange vorher bestehenden Lungenerkrankungen kombiniert sei. Die von Cornet zur Begründung angeführten Tatsachen bestehen für jeden Sachkundigen völlig zu Recht, wie das in den vorigen Kapiteln ja auch wieder bestätigt werden konnte. Die Beweisführung hat also auf den ersten Blick etwas Bestechendes an sich. Und doch erheben sich bei näherer Betrachtung ernste Einwände, die sich schwer auf die Seite räumen lassen. Vor allem muß betont werden, daß viele initiale Kehlkopftuberkulosen zweifellos entstehen, wo keine Spur eines vorhergehenden besonderen Reizzustandes besteht, wo weder starker Husten vorhanden ist, wo oft wenig, ja sogar gar kein Sputum heraufgebracht wird. Auf der anderen Seite sieht man in noch viel aufdringlicherer Häufigkeit tatsächlich stark verhustete Kehlköpfe, die Jahr aus Jahr ein enormen Mengen tuberkulösen Materials als Durchgang und Aufenthalt dienen, ohne die allergeringsten Lokalisationen von Tuberkulose. Das sind Widersprüche, die nicht einfach ignoriert werden können. Weiterhin ist der tuberkulöse Eiter wohl immer in einen mehr oder minder dicken

Schleimüberzug gekleidet, der sich bei längerem Verweilen auf den Schleimhäuten noch weiter vermehrt und einen entschiedenen Schutz darstellt gegen Eindringen der Bazillen in die Gewebe. Wenn nun aber dieser Cornetschen Erklärung eine zwingende Beweisfähigkeit zuerkannt werden soll, dann müßte jedenfalls ein Umstand zutreffen, dessen nähere Untersuchung wir uns als Aufgabe stellten. Bei den Larynxtuberkulösen müßte der Prozentsatz der gleichzeitig vorhandenen schweren Lungenerkrankungen (III. Stadium nach Turban) ein sehr hoher sein, jedenfalls bedeutend höher, als der Prozentsatz des III. Stadiums bei den reinen Lungentuberkulosen (ohne Kehlkopfkomplikation). Es müßte also die Cornetsche Hypothese von der Sputuminfektion des Larynx in folgender Weise ziffermässig zum Ausdruck kommen: bei Einteilung in 3 Gruppen, erstens in Larynxkranke, zweitens in Larynxverdächtige und drittens in Larynxgesunde müßte der Prozentsatz der schweren Lungenkranken am höchsten sein bei Gruppe 1 und am geringsten bei Gruppe 3. Demnach müßte der höchste Prozentsatz an Lungenkranken des III. Stadiums bei gleichzeitiger Larynxtuberkulose der unzweideutige Beweis der größten Infektionsgelegenheit sein. Prüfen wir nun unser Krankenmaterial auf diese Frage hin, so ging bereits aus unseren statistischen Angaben über diesen Punkt auf pag. 6 bis 7 hervor, daß sich folgendes Prozentverhältnis zwischen Tuberkulose des Larynx und den einzelnen Stadien der Lungenerkrankung ergibt:

I. Stadium (nach Turban) war in 12,25 %
II. „ („ „) „ „ 31,93 %
III. „ („ „) „ „ 55,82 % vorhanden.

Bei den auf Larynxtuberkulose Verdächtigen kamen vor:

das I. Stadium (nach Turban) in 17,6 %
„ II. „ („ „) „ 34,4 %
„ III. „ („ „) „ 48 %.

Ferner fanden wir aber bei den 1098 Kranken, die sicher völlig frei von Tuberkulose des Larynx oder der übrigen oberen Luftwege waren,

das I. Stadium (nach Turban) 162 mal = 14,75 %
„ II. „ („ „) 332 „ = 30,24 %
„ III. „ („ „) 604 „ = 55,01 % vertreten.

An Stelle einer successiven Abnahme des Prozentsatzes im III. Stadium von Gruppe 1 bis auf Gruppe 3, die man auf Grund der Cornetschen Hypothese a priori hätte annehmen sollen, fanden wir also in diesen Zahlen einen völligen Parallelismus vor. Man ersieht daraus also einmal, daß durchweg etwas über die Hälfte unseres Krankenmaterials aus schwer Lungenkranken bestand, weiterhin aber, daß die Schwere der Lungenerkrankung bedeutungslos für die Pathogenese der Larynxtuberkulose ist. Wenn man nun Schwere der Lungenerkrankung mit Dauer und Menge des produzierten Auswurfs substituiert, wird man keinen großen Fehler begehen. Gewiß ist im Auge zu behalten, daß eine dem III. Stadium zugehörige, schon lange bestehende Erkrankung in einzelnen Fällen und zu gewissen Zeiten weniger Sputum produzieren kann, als eine frische, heftige Erkrankung, die in beiden Spitzen gleichzeitig Platz gegriffen hat. Das ist aber nicht die Regel, sondern die Ausnahme und auch häufig ein wechselnder Zustand.

Weiterhin sei noch hervorgehoben, daß sich, wie früher (pag. 7) schon erwähnt, unter den Larynxtuberkulosen 13 Fälle geschlossener Tuberkulose der Lunge, bei den Suspekten sogar 20 solcher Fälle befanden.

Aus der Existenz primärer Kehlkopftuberkulose leitet Cornet ferner die Möglichkeit ab, daß in diesen Fällen die Infektion durch inhalierte Keime stattfand. An anderer Stelle betont Cornet selber, wie wenig dieser Infektionsweg bei ungestörter Nasenatmung praktisch in Betracht käme. Bei der Aufmerksamkeit, die unsererseits natürlich auch der Nasenuntersuchung zugewandt wurde, können wir mit Bestimmtheit sagen, daß unter den erwähnten 13 geschlossenen Tuberkulosen nur eine enge Nase sich befand. Auch der öfter genannte Fall von sehr wahrscheinlicher primärer Trachealtuberkulose war keinesfalls durch behinderte Luftpassage der Nase erklärbar.

Wenn wir natürlich im einzelnen Falle eine Sputuminfektion des Kehlkopfes wohl für möglich halten, so können wir uns jedoch nach den obigen Darlegungen nicht dazu entschließen, diese als den gewöhnlich betretenen Weg, auf dem die Tuberkulose in den Larynx eindringt, zu betrachten, halten ihn vielmehr für eine gelegentliche Ausnahme.

Jeder Beweiskraft entbehrt es nach unserer Ansicht, wenn von Korkunoff auf Grund histologischer Studien Tuberkelbazillen um so weniger, je näher dem Epithel, gefunden wurden, und daraus auf eine Infektion durch den Lymph- oder Blutstrom ein Schluß aufgebaut wurde, wie auch umgekehrt, wenn von E. Fränkel das Deckepithel von reichlich vorhandenen Tuberkelbazillen durchsetzt gesehen und hieraus auf eine Infektion durch Sputum geschlossen wurde. In diesen Befunden einen Beweis für die eine oder andere Infektionsart zu erblicken, ist, wie wir glauben, nicht wohl angängig.

Mit Recht hält Cornet einer einfachen hämatogenen Entstehung entgegen, daß dann doch eine gleichmäßige Verteilung der tuberkulösen Herde in der ganzen Mukosa erwartet werden müßte, wie das bei der Miliartuberkulose des Larynx in der Tat zu finden ist.

Eine weitere Infektionsmöglichkeit ist durch zahlreiche Arbeiten der allerletzten Jahre häufig zur Diskussion gekommen, wir meinen diejenige durch die Lymphbahnen. Besonders Krieg hat sich mit dieser Frage in Anwendung auf die Infektion des Kehlkopfes eingehend beschäftigt. Einmal sollen die Tuberkelbazillen von der Lunge her durch die Lymphgefäße nach oben gelangen, wobei angenommen wird, daß die Keime dem natürlichen Saftstrome entgegen sich bewegen. Es wird also der sogenannte retrograde Transport supponiert. Diese Annahme suchte Krieg durch eine statistische Erhebung zu stützen, nach der von 700 Lungen- und Kehlkopfkranken in 39,3 % der Fälle die Erkrankungen einseitig waren, und von diesen einseitigen bei 91,6 % eine Korrespondenz mit der betreffenden Lungenaffektion bestand! Schon Jurasz und Magenau konnten dieses auffällige Ergebnis nicht bestätigen und fanden bei 400 gleichzeitigen Tuberkulosen der Lungen und des Kehlkopfs überhaupt nur 16,25 % einseitige Fälle, von denen 40 % die gleiche Seite in beiden Lokalisationen betrafen. Unsere sehr genauen Untersuchungen über diesen Punkt sind schon pag. 10 aufgeführt und wiesen, kurz wiederholt, 32,7 % einseitige Larynxtuberkulosen auf, bei denen in 45,4 % Gleichseitigkeit mit der Lungenerkrankung sich fand. Aber nur auf 14,85 % aller Larynxfälle würde dieser Entstehungsmodus zutreffen, wenn er wirklich zu Recht besteht. Die vor kurzem von Beitzke veröffentlichten Injektionsversuche an den tiefen Cervikal-, den Rekurrenslymphdrüsen und den intrathorakalen sprechen nicht zugunsten dieser Annahme von Krieg. Beitzke fand durch Einspritzung geeigneter Farbmischungen, daß es unmöglich war, von der tiefen cervikalen Lymphdrüsenkette aus die im Thorax gelegenen Lymphbahnen und -drüsen zu injizieren, ebensowenig gelang es, den Farbstoff von den oberen Drüsen der Rekurrenskette aus in die unteren hereinzubringen und umgekehrt. Diese Verhältnisse gelten für Kinder; beim Erwachsenen wird kaum etwas anderes zu erwarten sein.

In umgekehrter Richtung soll auf den Lymphbahnen eine Infektion des Larynx von dem Mandelring des Schlundes aus erfolgen können, teils durch Inhalation, teils durch die Nahrungsaufnahme. Hier ist zwar die Schwierigkeit vermieden, daß das Einschleppen der Bazillen gegen den Lymphstrom geschieht, aber eine andere kann doch nicht übersehen werden. Es wird fast übereinstimmend von den daran beteiligten Untersuchern berichtet, daß primäre Mandeltuberkulosen selten sind, daß je vorgeschrittener die tuberkulösen Lungenaffektionen seien, um so mehr sekundäre Beteiligung der Mandeln sich finde. Wenn nun die Tonsillen die gewöhnliche Eintrittspforte darstellten, bliebe es doch nicht leicht verständlich, warum ihre Passage so spät erst örtliche Erscheinungen hervorriefe. Auch darin scheinen die Autoren ziemlich ungeteilter Meinung zu sein, daß die in den Mandeln lokalisierte Tuberkulose selten makroskopisch erkennbar sei, daß erst die mikroskopische Untersuchung ihre Anwesenheit sicher erweise. Wir fanden unter unsern 498 Larynxtuberkulosen nur eine makroskopisch deutliche Tuberkulose der rechten Gaumentonsille. Ebenso urteilt M. Schmidt, der ausdrücklich die mit bloßem Auge wahrnehmbaren tuberkulösen Veränderungen der Mandeln für recht selten hält. Es unterliegt ja keinem Zweifel, daß der lymphatische Schlundring einer Infektion außerordentlich ausgesetzt ist. Indes ist es äußerst schwierig, mit einiger Sicherheit nur Eingangspforte und zurückgelegten Weg der Infektion nachzuweisen, da erfahrungsgemäß die Passage selbst bei dem ganzen Transport des infizierenden Agens nicht zu erkranken braucht. Auch von diesem Infektionsmodus können wir nicht glauben, daß er die Lösung dieser so viel umstrittenen Frage bringt.

Die bekannte Behringsche Hypothese, deren Mitteilung ihrer Zeit so großes Aufsehen erregte, ist vor der Hand noch zu wenig durch einwandfreie Experimente erhärtet. Jedenfalls weist sie auf gänzlich andere Bahnen hin, an denen die seit Jahren so besonders eifrige Forschung nach richtiger Erkenntnis dieser brennenden Frage ziemlich achtlos vorübergegangen war. Der ganz andere Gedankengang, durch den Behring dem Suchen nach dem Infektionswege der Tuberkulose überhaupt neue Impulse gab, ist vor allem darin begründet, daß er auf einen völlig veränderten Zeitpunkt der Infektion hinwies, nämlich auf das früheste Kindesalter. So lange unser Wissen über die gewöhnliche Eintrittspforte der die Tuberkulose verursachenden Keime in den menschlichen Körper überhaupt noch ein so unklares ist, wie zur Stunde, so lange ist uns ein richtiger Einblick in die Infektionsbahnen des Larynx natürlich auch noch verschlossen. So oft auch in manchen Einzelfällen dieser oder jener Weg große Wahrscheinlichkeit oder gar Sicherheit für sich hat, so sehr müssen wir mit Bezug auf die gewöhnlich erfolgende Art der Invasion der Tuberkelbazillen nach unserer Überzeugung bekennen: adhuc ignoramus!

Bemerkungen zu den Photogrammen.

Die auf Tafel I bis VII wiedergegebenen Photogramme reproduzieren Bilder von Gewebsschnitten, die einer Sammlung von weit über 2000 Exemplaren entnommen sind und sämtlich von tuberkulösen Organen der oberen Luftwege stammen, mit Ausnahme der Textfigur auf Seite 40, die eine Aufnahme eines in Formalin konservierten Kehlkopfs nebst oberer Trachea mit einem Goerzschen Doppel-Anastigmaten darstellt. Bei allen anderen Abbildungen handelt es sich im Original um Mikrophotogramme, die je nach der Stärke der Vergrößerung mit dem Mikroplanar 50 (Zeiß) und dem Apochromat 16 (Zeiß) von uns angefertigt worden sind. Die ganze mikrophotographische Einrichtung war — ausgenommen die Camera — von der Firma Carl Zeiß ausgerüstet. Die vorzüglichen optischen Instrumente leisteten daher das Beste, was man auf diesem Gebiet erwarten darf. Als Lichtquelle diente uns in Ermangelung von Leuchtgas Spiritusglühlicht. Wir benutzten als Lichtfilter gläserne Cuvetten, die als absorbierende Flüssigkeit eine alkoholische Mischung von Martiusgelb und Methylenblau enthielten. Dieses von Kaiserling angegebene Farbenfilter hat sich uns bei den üblichen Färbungen mikroskopischer Präparate vorzüglich bewährt.

Vorher in Formalin gehärtete Gewebsstücke, die nach dem Schneiden mit Hämatoxylinalaun gefärbt wurden, zeigten besonders klar die roten Blutkörperchen, auf deren gute Darstellung es uns wegen der Verhältnisse am Zirkulationsapparat besonders ankam. Wo es uns um die Wiedergabe des Bindegewebes namentlich zu tun war, verwandten wir mit Vorliebe die Färbung nach van Gieson. Aber auch andere von uns benutzte Färbungen (Alaunkarmin, Gentianaviolett etc.) gaben mit obigem Farbenfilter ausgezeichnete Resultate.

Als Einbettungsmethode wurde von uns ausschließlich die mit Celloidin angewandt mit nachherigem Härten in Chloroformathmosphäre. Auf die Weise erhielten wir Schnitte, deren Dicke zwischen 5 und 15 μ schwankte, was für photographische Reproduktion völlig ausreicht. Natürlich wurden nur orthochromatische Platten von uns verwendet mit besonderem Vorteile die Perutzschen Perortho- und Perxanthoplatten. Irgendwelcher Retusche der Negative oder Positive haben wir uns selbstverständlich enthalten.

Symptome.

Die Tuberkulose kann im Kehlkopfe leichte und sogar schwere Veränderungen schon hervorgerufen haben, ohne daß der davon Befallene die geringsten Störungen seiner Stimme oder des Schluckaktes oder Schmerzen wahrzunehmen brauchte. Diese Erfahrungstatsache verlangt gebieterisch, bei allen, auch den frühesten Erscheinungen von Lungentuberkulose, niemals die Untersuchung der oberen Atmungswege, insbesondere des Kehlkopfes, zu unterlassen, vielmehr diese Untersuchung im Verlaufe der Lungenkrankheit von Zeit zu Zeit zu wiederholen.

In der Regel allerdings werden bei Larynx-Erkrankungen subjektive Symptome geklagt, immerhin in auffallender Verschiedenheit, so zwar, daß man bald durch die Geringfügigkeit des objektiven Befundes im Verhältnis zu den schweren Klagen, bald durch die Schwere der erkennbaren Erkrankung bei geringfügigen subjektiven Störungen überrascht wird.

Man sollte erwarten, daß auch kleinere tuberkulöse Herde durch den entzündlichen Reiz, welchen sie auf ihre Umgebung ausüben, sehr frühzeitig wenigstens leichte Veränderungen in der Stimmbildung verursachen, selbst wenn nicht gerade die Stimmbänder befallen sind. Und diese Annahme trifft auch zu für die fein abgestuften Leistungen des berufsmäßig singenden Kehlkopfes; die Sprechstimme erhält sich oft auffallend lange klar und kräftig. Es versteht sich von selbst, daß alle Störungen um so früher und deutlicher sich geltend machen, je größer die gewöhnliche, berufsmäßige Arbeit des Larynx ist, und je stärker die als Folge oder Begleiterscheinung der Tuberkulose vorhandenen Reizzustände oder tiefer greifenden Veränderungen des Organes sind.

Eines der ersten subjektiven Symptome ist eine schneller als sonst eintretende Stimm-Müdigkeit, die in einfacher Trübung des sonoren Metallklanges wie in direkt unangenehmem, schmerzhaftem Drücken oder Ziehen am Kehlkopf selbst wie in den Muskeln seiner Umgebung bestehen kann. In der Hauptsache sind diese schmerzhaften Empfindungen Folge von muskulärer relativer Überanstrengung und ähneln denjenigen, welche von ungeschickten Anfängern der Sangeskunst durch Pressen auf die Stimme und krampfhaftes Fixieren des Kehlkopfes beim Tongeben sich bemerkbar machen.

Die Trübung des Stimmklanges kann sich bis zu völliger Heiserkeit und absoluter Stimmlosigkeit steigern.

Die Ursachen der mangelhaften und gänzlich fehlenden Stimmbildung sind verschieden. Man unterscheidet wohl am besten drei Fehlerquellen, welche sich auch kombinieren können, einmal ungenügende Innervation, dann Muskelstörungen bei genügender Innervation, endlich Hindernisse durch krankhafte Veränderungen außerhalb der Nervenbahn und der Muskulatur. Schließlich können manche Kranke lediglich aus Schwäche nicht mehr innervieren.

Die mangelhafte Innervation kommt hier eigentlich nur insofern in Betracht, als Leitungsstörungen der peripherischen Nerven bei Tuberkulose vorliegen. Es versteht sich, daß wiederholt mit der Tuberkulose andere Krankheiten vergesellschaftet sind, welche, peripherischen oder zentralen Störungen des Nervensystems zugrunde liegend, die Tuberkulose komplizieren.

Syringomyelitische, tabische, toxische Erkrankungen, schwere cerebral-zirkulatorische Störungen können mitunterlaufen. Ich möchte hier nur den im ersten Abschnitt erwähnten Fall von Migräne mit amnestischer Aphasie anziehen (S. 11). Es handelte sich um eine Frau, welche in ihrem Ernährungszustande bei mäßig schwerer Lungentuberkulose außergewöhnlich heruntergekommen und ausgesprochen anämisch war. Sie litt an sehr heftigen, in unregelmäßigen Intervallen von Wochen auftretenden Migräneanfällen, wobei pelziges Gefühl hauptsächlich im rechten Arm und eine rein amnestische Aphasie zu beobachten war. Die Anfälle wurden schwächer und schwächer und undeutlicher, bis sie endlich vollkommen, ohne dauernde Störung zu hinterlassen, verschwunden waren. Das Nachlassen und Verschwinden ging Hand in Hand mit der Besserung der Ernährung, der Anämie und der Lungentuberkulose. Der Verdacht eines solitären Hirnherdes von Tuberkulose oder Lues konnte durch die klinische Beobachtung und Behandlung keine Stütze erhalten.

Ein Fall sei hier hervorgehoben, bei welchem eine Parese im Gebiete des linken Rekurrens sich geltend machte, und zwar wechselten die Innervationszustände beträchtlich. Anfangs waren die Erscheinungen am stärksten und flachten mit Besserung des Lungen- und Allgemeinzustandes so weit ab, daß schließlich kaum noch Auffälliges zu bemerken war. Eine Kehlkopftuberkulose bestand **nicht**, irgendwelche Symptome von Aneurysma fehlten. Wir glaubten uns wegen des auch über der linken Clavicula fühlbaren Drüsentumors und der Dämpfung gerade über dem oberen linken Sternum die Schädigung der Nervenleitung dadurch erklären zu müssen, daß wohl der Nerv durch Drüsenpakete gedrückt wurde, welche in ihrem Schwellungszustande erst wechselten und später weit genug zurückgingen, um die Störungen verschwinden zu lassen.

Die Schädigungen der externen und internen Kehlkopf-Muskulatur (seröse Durchfeuchtung) durch benachbarte Entzündungs- oder Tuberkulose-Herde, in manchen Fällen auch (hyaline) Degeneration, lassen eine gute Stimmbildung nicht zu.

Infiltrierte oder tumorartig veränderte Taschenbänder verhindern häufig das gleichseitige Stimmband an gutem Schwingen, bei doppelseitiger Taschenband-Erkrankung berühren sich die massigen Taschenbänder oft früher, als es den Stimmbändern möglich wäre; diese Taschenbandphonation gibt ein eigentümlich schnarrendes Geräusch. Ferner klemmen sich kleine und große Tumoren zwischen die hintere, seltener vordere Kommissur und lassen den Glottisschluß nicht zustande kommen. Solche Tumoren sind manchmal infolge der wiederholten einklemmenden Näherungsversuche der Stimmbänder durch zwei seitliche Rinnen so eingeschnürt, daß eine ziemlich schmale Brücke nur einen ober- mit einem unterhalb der Glottis liegenden Tumorteile verbindet. Daß Erkrankungen der Aryknorpel und deren Gelenke die Stimmbildung beeinträchtigen, nimmt nicht wunder, ist aber nicht eben häufig; daß endlich die erkrankten Stimmbänder selbst leichte wie sehr schwere Hindernisse der Stimmbildung und völlige Aphonie verursachen können, ist selbstverständlich.

Die Lokalisation der Tuberkulose um die Aryknorpel, ferner die an der Epiglottis und den ary-epiglottischen Falten verursachen Schmerzen, besonders dann, wenn gerade an den von der passierenden Nahrung zu berührenden Flächen Ulcerationen sich finden, also an der oberen Fläche der Aryknorpelschleimhaut und der oberen und seitlichen Kante der Epiglottis. Die Schmerzhaftigkeit ist oft so groß, daß aus Furcht davor die Kranken lieber hungern. Bei total infiltriertem Kehlkopfe sieht man, daß beim Schluckversuch und beim Würgen manchmal der Kehlkopf völlig unbeweglich stehen bleibt, statt nach vorne gehoben zu werden. Diese Unbeweglichkeit ist wohl zum Teil durch die große Steifigkeit des infiltrierten Organes und der entzündlich geschwollenen Umgebung, zum Teil gewiß auch durch reflektorische und willkürliche Hemmung infolge der Schmerzen bedingt. Sind nun auch die Nachbargebiete des Larynx, pharyngo-epiglottische Falten und Gaumenbögen, tuberkulös infiltriert oder gar noch ulceriert, so sind schon durch die Schmerzen die allergrößten Schwierigkeiten für die Nahrungsaufnahme gegeben. Die ganze Schluckmuskulatur funktioniert sehr mangelhaft, es tritt fortwährend Fehlschlucken ein, und der Kranke leidet sehr heftige Schmerzen nicht bloß beim Schlucken, sondern auch spontan. Bei manchen der Bedauernswerten stellt sich schon beim Schluck*versuch*, ja, auch nur beim *Gedanken* zu schlucken, ein unerträglich schmerzhafter Spasmus der Schlingmuskulatur ein. —

Die Schmerzen, welche vom Larynx ausgehen, strahlen für das Gefühl des Kranken meistens zu den Ohren hin aus. Es ist nicht richtig, derartige Schmerzen immer nur auf die Erkrankung der Ary-Gegend zurückzuführen. Beispielsweise können dieselben Schmerzen auch von den seitlichen Pharynxpartien, den Gaumenbögen, dem paratonsillären Gewebe, dem Sinus pyriformis und auch von der Epiglottis ausgelöst werden.

Ein Fehlschlucken wird nur dann vermieden, wenn Stimmbänder oder Taschenbänder noch zu schließen vermögen. Sonst läuft, besonders wenn noch dazu der Kehlkopf nicht mehr nach vorne und oben aus dem Wege gehoben wird, alles ungehindert in den Larynx und die Luftröhre.

Über den physiologischen Schluckakt hat lange Zeit eine irrtümliche Vorstellung insofern geherrscht, als man die Funktion des Kehldeckels dabei überschätzte. Die direkte Beobachtung der Stellung der Epiglottis ist von Zufälligkeiten abhängig. Wir möchten empfehlen, bei vollkommenem Wolfsrachen durch die Nase zu spiegeln. Ein von uns beabsichtigter Versuch scheiterte leider an der übertriebenen Ängstlichkeit des schwerkranken jungen Mädchens und der Mutter. So viel steht fest (M. Schmidt, Verf. u. a.), daß die vollkommene Wegnahme des prominenten Teiles der Epiglottis keinerlei Schluckstörungen, auch nicht vorübergehend, macht, wenn nur die sonstigen Funktionen des Kehlkopfes ziemlich gute sind.

Man kann durch Kehlkopfspiegeln beobachten, daß bei dem Versuch des Kranken, den Schluckakt einzuleiten, niemals der Kehldeckel gesenkt wird. Eine weitere Notwendigkeit für die Epiglottis, als Deckel den Kehlkopf zu schützen, bestünde beim Erbrechen und Würgen. Man kann auch hierbei ganz gut beobachten, wie der Kehldeckel aufrecht stehen bleibt, sich nur seitlich stark zusammenbiegt, während schon wie aus einem Brunnen der Mageninhalt den anderweitig geschützten Aditus laryngis überflutet. Wir glauben gewiß, daß die ary-epiglottischen Falten oder auch die obere Arygegend häufig genug die laryngeale Fläche der Epiglottis berührt, aber nicht sowohl dadurch, daß die Epiglottis dem Larynx, sondern vielmehr der Larynx beim Gehobenwerden der Epiglottis sich nähert. Bei jüngeren Menschen ist die Elastizität und Beweglichkeit des Kehldeckels allerdings eine sehr große; in der Aufregung der ersten Untersuchung aspirieren ängstliche junge Patienten oft so plötzlich und so heftig, daß mit hörbarem Flappen die Epiglottis auf den Larynx aufklappt; man sieht hierbei genau, daß es lediglich die forcierte Aspiration der schlaffen Epiglottis, nicht etwa eine aktive Bewegung derselben ist. Daß bei der Nahrungsaufnahme ausnahmsweise durch einen zu großen Bissen die Epiglottis herabgedrückt wird, halten wir für möglich, aber selten. In der Regel, bei der regulären Nahrungsaufnahme, wird der Bissen seitlich vom Kehldeckel über den Sinus pyriformis hinweggeführt, und zwar sehr häufig auch einseitig, zumal wenn auf der andern Seite der Schluckakt aus irgendeinem Grunde weniger bequem sich abspielt. Bei manchen Patienten läßt sich dies deswegen sehr gut beobachten, weil sie bei schwerer einseitiger Erkrankung ohne Störung zu schlucken vermögen, während sofort die schwersten Hindernisse eintreten, sobald die andere Seite erkrankt. In solchen Fällen ergibt die Magensonde (s. später) das gleiche Resultat, der Schlauch passiert leicht die eine Seite der laryngealen Enge des Oesophagus, während er auf der anderen Seite, ohne weitere Hilfsmittel, regelmäßig in den Kehlkopf gleitet.

Die objektiven Symptome, insonderheit der laryngoskopische Befund, können an dieser Stelle sehr kurz behandelt werden, da das Wesentliche derselben schon im ersten Abschnitt genauer dargelegt worden ist. Es sei nur darauf hingewiesen, daß, wie allgemein angenommen, schon die Einseitigkeit eines krankhaften Prozesses im Kehlkopfe den dringenden Verdacht einer Tuberkulose nahelegt; und sei daran erinnert, in keinem Falle die äußere Palpation zu unterlassen und sich über Beweglichkeit des Kehlkopfes, äußerlich fühlbare Schwellungen, Schmerzhaftigkeit und last not least über Vorhandensein und Fehlen von sekundären Drüsenschwellungen zu informieren (s. auch Prognose). —

Die schweren Formen von Infiltrationen und Tumoren geben oft merkwürdige Bilder ab; wir sahen manchmal richtige Zuckerhutform von Tumor. Bei einem unserer Fälle z. B. entsproß der Tumor der linken Hinterwand und wuchs nun, von allen Seiten frei, bis er nahezu die linke Seite des Petiolus epigl. berührte. Man konnte diesen Tumor mit Zange und Schlinge von Taschenband und Stimmband, die er bedeckte, lüften. Der größere Teil des Tumors war von Mukosa bekleidet, die sich für den Rest des spitz zulaufenden Tumors als Manschette öffnete.

Entsprechend der Tatsache, daß in der Epiglottis die stärkste Anhäufung von Tuberkeln an der lingualen Seite stattfindet, rollt sich nicht selten der Kehldeckel zu einer niedrigen voluminösen Wurst ein und legt sich über einen Teil des Aditus laryngis.

Bei Infiltrationen endlich, welche sich bis tief in die Luftröhre hinein erstrecken, bildet sich da und dort ein förmlicher Trichter, dessen obere weite Stelle die Glottisöffnung, dessen engstes unteres Ende als eine ringförmige feine Öffnung von den Wucherungen in der Luftröhre eben noch freigelassen wird.

Diagnose.

Die Diagnose stößt in der Regel auf keinerlei Schwierigkeit, da die ausgeprägten Erscheinungen einer lokalisierten Infiltration, eines umschriebenen Ulcus für den Erfahrenen etwas für Tuberkulose Unzweideutiges an sich haben. Zweifel entstehen hauptsächlich da, wo die erkennbaren Störungen sehr leicht sind, oder wo andererseits schwere Defekte von der Krankheit geschaffen wurden, endlich da, wo chronische krustige Katarrhe mit pachydermischen Veränderungen und Ulcerationen vorliegen.

Die Anamnese spielt bei der Diagnose eine sehr große Rolle und sollte daher, wie in allen Krankheiten, so auch bei Kehlkopfaffektionen recht genau aufgenommen werden. Allerdings ist beispielsweise eine syphilitische Infektion oder die Möglichkeit einer solchen in gewissen Gesellschaftskreisen so häufig, daß man sich vor einer zu großen anamnestischen Beeinflussung der Diagnose manchmal wirklich zu hüten hat. Die Berücksichtigung sämtlicher Begleiterscheinungen wird auch in zweifelhaften Fällen fast immer Klarheit schaffen. Es ist ja überhaupt das lebendige Ensemble irgend eines Krankheitsbildes mit seinen funktionellen Störungen, was den Ausschlag gibt für die Diagnose.

Eine detaillierte Aufzählung von objektiven Einzelsymptomen ist für den nicht zugleich praktisch Angeleiteten häufig so wenig verschieden bei ganz differenten Krankheiten ein und desselben Organes, daß den Anfänger bei der Lektüre die Schilderung einer Krankheit fast ebenso anmutet wie die einer anderen. In unserem Falle von Kehlkopf-Erkrankungen ist der Ausdruck der Reizerscheinungen, Rötung, Schwellung, Epithelverlust, Behinderung der Funktionen so allgemein, daß lediglich das oben genannte lebendige Ensemble und die ganz eigenartige Gruppierung und wechselnde Betonung oft kleiner Einzelheiten zu dem überzeugten Ausdruck einer Diagnose führt. Ich erinnere mich gern an ein Wort eines von mir hochverehrten Lehrers (von Heineke), der nach gehöriger Würdigung aller differentialdiagnostischen Details gar manchmal als Schlußstein seiner Betrachtungen zum Ausschluß einer andern Diagnose noch anfügte: „Es sieht eben nicht so aus.“ Es war mir diese Äußerung von jeher ein Ausdruck der ungeheuren Wichtigkeit oft nicht näher zu spezifizierender, von Manchen so genannter „Imponderabilien“, deren richtige und ausschlaggebende Bewertung zur Diagnose eben nur dem Erfahrenen möglich ist. Diese Erfahrung aber läßt sich wohl auf andere übertragen, wie ich Grünwald gegenüber betonen möchte, nicht eben durch theoretisches Vortragen und Schreiben, sondern nur durch fortwährende Vorführung und Demonstration charakteristischer praktischer Beispiele.

Bei berechtigtem Verdacht auf reine oder die Tuberkulose komplizierende Syphilis hilft ja allerdings der Effekt der Therapie zur Klärung mit. Wir möchten aber auch an dieser Stelle betonen, daß ein negatives Resultat einer, auch energischen, Jodbehandlnng den Ausschluß einer tertiären Lues nicht zuläßt. Ich erwähne hierzu nur zwei Beispiele, einen Offizier mit Hemiplegie und einem Geschwulstknoten in der Zunge. Beide Erscheinungen von energischer Joddarreichung absolut unbeeinflußt, aber durch nachherige Quecksilber-

Schmierkur vollkommen mit sehr gutem funktionellen Enderfolg beseitigt. Ferner einen andern Offizier mit Periost-Gumma an der Stirn und Lungensyphilis. Letztere reagierte prompt auf Jodkali und Quecksilber, während das Gumma nur durch Exzision und Abmeißelung zur Heilung gebracht werden konnte.

Sind Syphilis und Tuberkulose vergesellschaftet, so bleibt nach erfolgreicher Beseitigung der aktiven syphilitischen Veränderungen die unverfälschte Tuberkulose zur Behandlung übrig.

Nach unserer Meinung sollte man die diagnostische Verwendung von Jod und zumal von Quecksilber nicht zu lange fortsetzen. Wir möchten glauben, daß der Versuch jedenfalls abzuschließen ist, wenn sich nach etwa drei Wochen keine energische Beeinflussung des krankhaften Vorganges erreichen ließ.

Die mikroskopische Untersuchung des von einem Ulcus entnommenen Sekretes schlagen wir sehr gering an. Auch bei zweifellos tuberkulösen Geschwüren sucht man oft vergeblich nach Tuberkelbazillen, und wer sagt, ob nicht schließlich Lungensekret untersucht wurde, wo gerade an unebenen und geschwürigen Stellen kleine und große Sputumteile haften bleiben. Die vor der Entnahme des zu untersuchenden Materials geschehene „Reinigung“ des Ulcus erscheint uns als nicht einwandfrei für das Resultat der Untersuchung, da eine solche Reinigung eben auch nur makroskopisch geschehen kann. Impfversuche mit Sekret unterliegen denselben Erwägungen.

Die histologische Untersuchung, bei dem Zweifel ob Lues oder Tuberkulose nicht völlig zuverlässig, ist nahezu absolut sicher und manchmal unentbehrlich zur Scheidung von Tuberkulose und Geschwülsten, namentlich dem Karzinom. Es sollten deshalb in derart zweifelhaften Fällen eine oder wiederholte Probe-Exzisionen nicht unterlassen werden.

Daß Tuberkulose und Syphilis und Karzinom zugleich an ein und derselben Stelle wüten, dürfte wohl außerordentlich selten sein. M. Schmidt zeigte uns vor etwa 11 Jahren einen derartigen Kranken. Es handelte sich um den Rachen-Gaumen-Nasenraum.

Von manchen Autoren nun wird zur Klärung der Differential-Diagnose das Tuberkulin als sicher empfohlen. Ohne den Wert der Tuberkuline zu unterschätzen, müssen wir nach unserer Erfahrung eine spezifische Wirkung der Kochschen und analogen Präparate auf Kehlkopf-Tuberkulose entschieden in Abrede stellen. Es soll darüber noch bei der Behandlung die Rede sein. Nebenbei bemerkt, sieht man auch auf Joddarreichung vermehrten Reizzustand und sekretorische Veränderungen in Nase, Rachen, Kehlkopf.

Viel bessere und zuverlässigere Auskunft ergibt die genaue und, wenn nötig, oft und zu verschiedenen Zeiten und unter wechselnden Bedingungen wiederholte Lungenuntersuchung. Wir selbst sahen bisher niemals eine Kehlkopftuberkulose ohne nachweisbare, wenn auch sehr geringe und nicht aktive, Lungentuberkulose. Mag sein, daß manchmal durch eine Tuberkulin-Injektion die Lungenerscheinungen so viel deutlicher werden, daß das Tuberkulin auf diesem Wege zur Klärung der Diagnose beiträgt. Ähnliches ist aber auch vom Jodkali beobachtet worden.

Wir müssen nach unserer Überzeugung hier wiederholen, was der eine von uns vor ein paar Jahren auf einer Versammlung der Tuberkulose-Ärzte in Berlin — freilich unter Widerspruch Neissers (Stettin) — ausgeführt hat: Wir stellen die exakte umsichtige klinische Beobachtung über die Tuberkulinreaktion.

Verlauf.

Die spontane Heilung leichter Lungentuberkulose ist wohl allgemein anerkannt; doch auch die spontane Heilung leichter tuberkulöser Kehlkopf-Prozesse ist von vielen Autoren mit Sicherheit beobachtet worden. Am ehesten tritt diese Möglichkeit ein, wenn dem kranken Kehlkopfe die nötige Ruhe gegönnt wird und äußere Schädlichkeiten ferngehalten werden. Eine weitere Bedingung ist allerdings ein guter Allgemeinzustand und nur mäßige Erkrankung der Lunge. Nicht selten sieht man sogar starke Hinterwand- und Stimmband-Infiltrate und kleinere spezifische Ulcera durch konsequent durchgeführte Schweigekur in reiner Luft bei guter Ernährung sich vollständig zurückbilden, ohne daß irgendeine lokale Behandlung Platz gegriffen hätte. Meistens ist hier die Energie des Kranken insofern ausschlaggebend, als die wenigsten leider die Kraft besitzen, vollkommen zu schweigen, auch nicht zu flüstern, sondern nur zu schreiben, was sie für die Mitwelt als absolut unverschweigbar ansehen. Das Temperament ist hier meistens der Führer des Kranken.

In den ausgeprägten Fällen von Larynxtuberkulose bedarf es allerdings neben der allgemeinen der lokalen Behandlung, um der Krankheit Einhalt zu tun. Und leider verläuft trotz entsprechender Behandlung oft genug die Larynxtuberkulose schlecht. Abgesehen von persönlicher Resistenz des Kranken und der Schwere der Lungenaffektion spielt die Art der feindlichen Invasion in den Kehlkopf und eine ausgeprägte oder fehlende Kokkeninfektion eine bedeutende Rolle.

Wie bei der Lungentuberkulose so auch bei der Kehlkopftuberkulose sind interkurrente Krankheiten von großem und ungünstigem Einfluß auf den Verlauf der Krankheit. Nur soweit es gelingt, die Komplikationen zu beseitigen oder in Schranken zu halten, kann man einen guten Verlauf unter sonst günstigen Umständen erwarten. Wir erwähnen in dieser Beziehung Lues, deren aktive Manifestationen meistens zum Verschwinden gebracht werden können, und Diabetes. In einem schweren Falle unseres Materials verliefen Lungen- und Kehlkopftuberkulose nach Verschwinden der Zuckerausscheidung auffallend günstig, allerdings wurden mehrere instrumentelle Eingriffe in den Larynx gemacht.

Ein paar Worte müssen noch angefügt werden über Larynxtuberkulose und Schwangerschaft. Es besteht wohl jetzt kein Zweifel mehr darüber, daß die Schwangerschaft auf Lungen- wie auf Kehlkopf-Tuberkulose schließlich ungünstig wirkt, daß der oft sehr gute Gesamtzustand während der ersten Monate der Gravidität darüber nicht wegtäuschen kann.

Die Dauer einer leichten, sogar auch mittelschweren Larynxtuberkulose kann sich mit zeitweiligen Stillständen über Jahre und Jahrzehnte erstrecken, ohne dem Leben gefährlich zu werden, ja ohne dem Patienten zum Bewußtsein zu kommen, die Dauer einer nicht behandelten Totalerkrankung des Larynx zählt im allgemeinen nach Monaten, manchmal auch nach wenig Jahren. Sobald ernste Schluckstörungen eintreten, dürfte für gewöhnlich die Lebensdauer des Kranken nach Wochen bemessen werden. Ein rapider, schließlich letaler Verlauf ist den mit ausgebreiteter, nicht behandelter Tuberkulose der Gaumenbögen komplizierten Erkrankungen des Kehlkopfs beschieden.

Der Lupus des Larynx sowohl wie des Pharynx verläuft in jeder Beziehung, also auch hinsichtlich der subjektiven Symptome, viel schonender und verträgt sich außerordentlich lange mit dem Leben, so lange nicht, wie das öfter beobachtet wird, submuköse Tuberkulose sich dazu gesellt.

Daß der Verlauf der Lungenkrankheit eine bedeutende Rolle spielt, ist selbstverständlich, namentlich soweit der Allgemeinzustand von der Lungenerkrankung abhängt. Daß der Verlauf der Affektion des Larynx und der Lunge immer Hand in Hand gehe, ist nicht richtig.

Prognose.

Der eben gemachten Behauptung, daß die Larynx- und Lungentuberkulose nicht Hand in Hand gehen, entspricht die weitere Erfahrung, daß man berechtigt ist, die Prognose der Larynxerkrankungen von der Prognose der Lungentuberkulose auch gesondert zu betrachten. Die leichten Kehlkopftuberkulosen (s. S. 6 Anm.) heilen oder bleiben zirkumskript so häufig auch ohne Behandlung, daß man ihre Prognose als absolut günstig bezeichnen kann, besonders wenn zu rechter Zeit eine vielleicht nötige Behandlung Platz greift. Bei der Prognose der mittelschweren Kehlkopffälle (s. S. 6) macht es schon einen sehr großen Unterschied, ob behandelt wird oder nicht. Wird behandelt, so ist die Prognose günstig zu stellen, wenn nicht, so sind die Aussichten höchst zweifelhaft.

Bei den von uns als schwer betrachteten Erkrankungen ist die Prognose ohne Behandlung direkt schlecht, während eine Behandlung die Möglichkeit eines günstigen Verlaufes zum mindesten die Besserung oder auch Beseitigung der subjektiven Störungen zuläßt.

Dazu ist zu bemerken: Bei prognostisch schlechter Lungenerkrankung hilft es freilich dem Leben des Patienten wenig, daß sein Kehlkopf günstige Heilungsaussichten bietet, doch erleichtert es ihm seine Tage sehr wesentlich. Bei mittelschwerer und schwerer Kehlkopferkrankung ist allerdings die Schwere der Lungenerkrankung und der gute oder schlechte Allgemeinzustand, ferner die An- oder Abwesenheit anderer

Komplikationen von weittragender Bedeutung. Nicht selten verbietet eben das schlechte Allgemeinbefinden einen energischen Eingriff in den Kehlkopf.

In bezug auf die anatomische Lagerung des tuberkulösen Prozesses variiert die Prognose nach unserer und Anderer Erfahrungen wie folgt:

Lokalisierte Hinterwanderkrankungen erscheinen in ihrem ganzen Verlaufe günstig, wenn auch sehr häufig recht langwierig; in dieselbe Reihe möchten wir Stimmbanderkrankungen stellen, während tiefere Infiltrate eines ganzen Taschenbandes wegen des Zusammenhanges des lockeren Bindegewebes mit der Umgebung schon weniger günstig sich stellen. Eine bedenkliche Prognose ergeben die starken Infiltrate um die Aryknorpel herum. Die Tatsache, welche man bezüglich des Larynx-Karzinoms schon erkannt hat, müssen wir nach unserer Erfahrung auch bezüglich der Larynx-Tuberkulose bestätigen: im Binnenraum des Kehlkopfes scheint die Gefahr der Ausbreitung der Krankheit viel geringer zu sein, als da, wo nach allen Seiten hin die Lymphbahnen der Propagation den größten Vorschub leisten, also z. B. am Aditus laryngis, an der oberen und pharyngealen Fläche der Aryknorpelpartie, den ary-epiglottischen Falten, der Epiglottis und insbesondere den pharyngo-epiglottischen Falten. Im Einklang damit steht das lockermaschige Gefüge der genannten Partien und die an diesen Stellen zu beobachtende geringe Neigung, derberes Bindegewebe zu bilden.

Die Möglichkeit der Bindegewebs-Proliferation schwankt zudem noch bei einzelnen Kranken in sehr weiten Grenzen, und schließlich hängt bei vielen Patienten die verschieden straffe Bindegewebs- und Narbenbildung von der Art des Eingriffs ab. Die besten, den späteren Funktionen am wenigsten hinderlichen Narben ergeben alle Wunden, welche durch Messer oder scharf quetschende, alsosozusagen schneidende Zangen und Doppelkuretten gesetzt werden. Nach wiederholten Kaustiken können nicht nur an der vorderen Kommissur, sondern auch an der Hinterwand recht starre Narben entstehen, die bei namhafter Glottisverengerung eine spätere Exzision der Narben nötig machen. Immerhin so seltene Vorkommnisse, daß sie die Anwendung der Kaustik nicht einzuschränken vermögen.

Ohne Zweifel ist die Prognose um so weniger günstig, je tiefer ins Gewebe sich die Tuberkulose schon erstreckt hat. Auch die Behandlung oberflächlicher Erkrankungen bietet naturgemäß viel bessere Aussichten zur Heilung. Weiterhin gilt, was wir an anderem Orte von der Lungentuberkulose sagten, auch für den Kehlkopf: je schärfer die Demarkation des kranken Herdes gegen das Gesunde, um so eher ist die Prognose als günstig aufzufassen.

Nun begegnet man Fällen, welche der laryngoskopischen Betrachtung als leicht erscheinen, aber auffallende funktionelle Störungen und auch Schmerzen verursachen. Wir fanden dabei immer die Annahme berechtigt, daß die Hauptsache der Erkrankung in den tieferen Gewebsschichten liegt, und der Verlauf entsprach durchweg dieser Annahme. Derartigen „leichten" Affektionen mit unverhältnismäßig starken funktionellen und deutlichen schmerzhaften Störungen ist also entschieden zu mißtrauen. Umgekehrt ist man tatsächlich nicht unberechtigt, bei gröberen sichtbaren Veränderungen, aber fehlenden Schmerzen und insbesondere sehr guter Funktion des Organes und namentlich der Stimme eine gute Abgrenzung anzunehmen und die vielleicht zweifelhafte Prognose als ad bonam partem vergens zu betrachten.

Man sollte nun annehmen, daß regionäre Lymphdrüsenschwellungen, und gerade schmerzhafte, ein Anzeichen für die

Weiterverbreitung der Tuberkulose sind. Nach unserem Material trifft das aber nicht zu. In einem Falle von linksseitiger Larynxtuberkulose mit aktiven Erscheinungen sahen wir einen regionären, schließlich abszedierenden Drüsentumor, nach dessen Entleerung alles auffallend günstig verlief. Vielleicht geht man nicht zu weit fehl, zu glauben, daß manchmal es gerade die lebhafte Reaktion der entsprechenden Lymphbezirke ist, was der Propagation der Erkrankung eine wirksame Schranke setzt.

Ist bei Kehlkopferkrankungen fieberhafte Temperatur vorhanden, welche nicht auf Rechnung der kranken Lunge oder anderer Störungen zu setzen ist, so bedeutet dies eine stark aktive mit entzündlicher Infektion gepaarte Tuberkulose, deren Prognose meist ungünstig zu stellen ist.

Therapeutische, lege artis ausgeführte Eingriffe mit der Doppelkurette haben so gut wie nie Temperatursteigerungen zur Folge. Die nach Kaustik auftretenden oder von vornherein bestehenden starken entzündlichen ödematösen Schwellungen ohne und besonders mit Temperatursteigerungen rechtfertigen entschieden den Verdacht auf tiefergreifende Veränderungen als sich der Betrachtung darbieten und beeinflussen die Prognose ungünstig.

Von außen durch Palpation zugängliche Schwellungen der Arygegend und solche der Thyreoidknorpel, in manchen Fällen sogar sichtbar, erregen begründetes Mißtrauen und Sorgen für den weiteren Verlauf.

Die Totalerkrankung des Larynx, insonderheit die akut auftretende, unter dem Bild plötzlicher Kehlkopfentzündung erscheinende allgemeine Überschwemmung des Larynx mit infektiösem Material, gleichgültig, ob sie zu submukösen Infiltraten oder zu miliaren Tuberkeln oder zu beidem führt, hat eine durchaus schlechte Prognose, trotz manchen scheinbaren Stillstandes und scheinbarer Besserung. Die einzige Aussicht auf mögliche Abwendung des trüben Ausganges gibt die frühzeitig ausgeführte Totalexstirpation des Kehlkopfes. Man sollte sich in solchen Fällen nicht mit Laryngofissur und Exenteration aufhalten.

Aus dem oben Entwickelten möge hervorgehen, daß eine sichere Prognose in den meisten Fällen erst nach längerer Beobachtung der Kehlkopf-, der Lungenerkrankung und des Allgemeinzustandes — Fieber! — gestellt werden kann.

Behandlung.

Die Behandlung der Kehlkopftuberkulose besteht aus zwei Komponenten, einer Allgemeinbehandlung, welche sich zugleich mit der Behandlung der, praktisch gesprochen, immer vorhandenen Lungentuberkulose decken dürfte, und einer lokalen Behandlung.

Was man unter Allgemeinbehandlung versteht, braucht heutigen Tages nicht näher auseinandergesetzt zu werden. Jedoch halten wir es für nötig, zu betonen, daß diese Allgemeinbehandlung und die Berücksichtigung von Komplikationen niemals fehlen darf, wenn ein nicht nur vorübergehendes günstiges Resultat der lokalen Behandlung erzielt werden soll. Unter hygienisch ungünstigen Bedingungen, bei täglicher Staubinhalation und verbrauchter Luft, wie das für die meisten größeren Städte zutrifft, bei mangelhafter Ernährung, bei Arbeitsbelastung des Körpers, eine ambulante lokale Behandlung der Larynxtuberkulose durchführen zu wollen, widerspricht so sehr dem Wesen der in Rede stehenden Krankheit, daß man sich über Mißerfolge nicht wundern darf, daß man aber vor allen Dingen niemals das Recht hat, aus den Resultaten solcher einseitiger Behandlung die Wirksamkeit oder Mangelhaftigkeit der laryngoskopischen und laryngotomischen Behandlung zu beurteilen.

Eine, wie eben gedacht, einseitige Behandlung hat für den Patienten zum mindesten großen Zeitverlust im Gefolge und entschuldigt sich nur zum Teil durch die Tatsache, daß an manchen hygienisch günstigen Orten Ärzte und Einrichtungen für jede erforderliche Art von lokaler Behandlung fehlen. Bei der großen Auswahl von Orten mit günstigen, ja idealen Bedingungen dürfte es immerhin nicht schwer fallen, solche auszusuchen, an welchen die eben genannten Forderungen erfüllt sind. Soweit es sich um Patienten handelt, welche nicht selbst genug Energie besitzen, den ärztlichen Verordnungen aufs genaueste sich zu fügen, ist, trotz aller Anfeindung, der sich die Anstalten ausgesetzt sehen, das Sanatorium noch das Beste und am ehesten Erfolg Versprechende. Freilich finden auch in den Anstalten diejenigen Patienten, die darauf ausgehen,die von ihnen gesuchten Hintertürchen, einem geregelten Leben zu entschlüpfen und die besten Anordnungen und Eingriffe des Arztes zunichte zu machen.

Es gibt leider unter den Privatheilanstalten nur vereinzelte, welche die lokale Behandlung der Kehlkopftuberkulose in nichts vernachlässigen. Die Volksheilstätten sind erst neuerdings weniger exklusiv gegen Larynxtuberkulosen. Diese bislang bemerkbare starke Abneigung gegen Halskranke dürfte zum Teil ihren Grund darin finden, daß die von anderer Seite endlich diagnostizierte Kehlkopftuberkulose für die Heilstättenbehandlung viel zu schwere Veränderungen bot. Sobald die Aufnahme heilungs- oder wenigstens besserungsfähiger Halskranker allgemein geschieht, wird das Erfordernis der Anstellung tüchtiger Laryngologen auch an den Volksheilstätten gewiß erfüllt werden.

Bei der lokalen Behandlung sind verschiedene Methoden besonders zu würdigen und entsprechen verschiedenem anatomischen Charakter. Alle aber haben das eine gemeinsam, daß sie ihre volle Wirksamkeit nur dann entfalten, wenn auch die Ruhe des kranken Organes gewährleistet ist und Schädlichkeiten ferngehalten werden. Das Sprechen mit Stimme ist grundsätzlich zu verbieten. Da auch das Flüstern eine Anstrengung des Kehlkopfes bedeutet, so ist es nur bei zwingenden Gründen und in beschränktem Maße zuzulassen. Glücklicherweise findet man häufig genug verständige Kranke, welche auf Wochen und Monate hin das Mitteilenswerte und -nötige schreiben. Das Sprechen ist besonders schädlich bei Erkrankungen der Stimmbänder, der Taschenbänder und der Aryknorpel. Man hat hier oft den bestimmten Eindruck, daß durch häufigen Kontakt (M. Schmidt) und eine Art Bewegungsmassage der Prozeß weiterverbreitet wird.

Zur Ruhe des Kehlkopfes ist es natürlich unerläßlich, auch den vielleicht bestehenden starken Husten durch Belehrung des Kranken möglichst hintanzuhalten, oder, wenn nicht anders möglich, durch leichte Narkotika einzudämmen. Auch andere lokale Reize, wie Inhalation von staubiger, rußiger oder mit reizenden Gasen beladener Luft, von Tabak- und anderem Rauch, Einführung zu scharf gewürzter Speisen, Einengung der Halsgegend durch unzweckmäßige Hemdenbündchen und Kragen sind zu vermeiden. Gesondert sei noch die Unsitte erwähnt, bei Kehlkopftuberkulose die ganze Haut des Halses ängstlich vor Luftbespülung zu schützen und sie durch allerhand Einhüllungen einer schädlichen Verweichlichung zuzuführen.

Es ist eine unter Kranken und manchen Ärzten noch vielverbreitete, aber ebenso falsche Ansicht, daß zur Besserung tuberkulöser Kehlkopfleiden unbedingt ein recht mildes und warmes Klima nötig sei. Es soll ein von Extremen freies Klima gewählt werden, aber eher ein zu kühles als zu warmes, eher ein etwas feuchteres als ein zu trockenes. Bei der Wahl des Klimas ist weniger die Tuberkulose als der manchmal begleitende chronische Katarrh zu berücksichtigen. Wir haben immer wieder beobachtet, daß gerade Kranke mit starken Schwellungszuständen der Epiglottis- oder der Arygegend und mit trockenen und krustigen Katarrhen die feuchte, ja auch nebelige Luft sehr angenehm, weil spannung-lindernd, finden.

Nach manchen Autoren ist die Höhe des Behandlungsortes von großer Bedeutung. Semon u. a. haben vom Aufenthalte im Hochgebirge (1,5 bis 1,8 km hoch) sogar Verschlimmerungen gesehen; mag sein, daß es sich gerade um solche Affektionen handelte, welche gegen große Trockenheit empfindlich sind. Wir selbst haben eine ungünstige Einwirkung des Höhenklimas nicht gesehen, sofern der Kehlkopf entsprechend behandelt worden war.

Inhalationen und Wässer.

Die Inhalationen sind wohl dem tuberkulösen Prozeß gegenüber machtlos, aber immerhin recht brauchbar zur Milderung der sekundären oder komplizierenden entzündlich-katarrhalischen Zustände, zur Herabsetzung des Hustenreizes und zur Entfernung von zähem Schleim und Verminderung oder Verhütung von Krustenbildung. Es darf also von den Inhalationen nur eine bescheidene, die sonstige Behandlung unterstützende Wirkung erwartet werden.

Zur Inhalation werden hauptsächlich verwendet 1 bis 3 % Kochsalzlösung, Salmiaklösung (Chlorammonium) in der gleichen Verdünnung, ferner Emser und ähnliche Wässer, Lösungen von Bromsalzen, von Antipyrin, sogar Opium, ferner Menthol als Mentholspiritus und Mentholöl, Terpentin, Latschenkieferöl (Extrakt), Perubalsam und ähnliche balsamische und aromatische Substanzen, endlich Antiseptika wie Karbolsäure.

Die Methoden der Inhalation sind sehr verschieden, von dem direkten Einatmen von Wasserdampf oder auf heißes Wasser gegossenen Aromaticis vermittelst einer beiderseits offenen, über den heißen Topf gestülpten Papierdüte, bis zu den fein ausgedachten Apparaten, z. B. Bullings mit Thermovariator. Dazwischen wären zu nennen der einfache Dampfinhalierapparat, der Feldbauschsche, Kafemannsche und Sängersche Inhalator, endlich auch die Sprays (Gebläsevorrichtungen) und die deutschen und amerikanischen Ölzerstäuber. Die wohl allbekannte Terpentin-„Pfeife" und die von einem Denverschen Arzt so sehr gepriesene Pfeife, welche aromatische Substanzen zugleich mit Widerstandsatmung zu inspirieren gestattet, dienen mehr der für die Lunge bestimmten Inhalation. Die beiden letztgenannten, insbesondere die sogenannte Terpentinpfeife, verleiten die meisten Kranken, nicht wirklich zu inhalieren, sondern mit dem Mundboden zu saugen. Es kommt dabei höchstens einiges in den Magen, in die Respirationswege aber so gut wie nichts. Wir verwandten am meisten den gewöhnlichen Dampfinhalierapparat wenn es sich um wässerige Lösungen und den Feldbauschschen Inhalator, wenn es sich um flüchtig-aromatische Substanzen handelte. Von Mitteln nahmen wir am häufigsten 2% Salmiaklösung, Reichenhaller Latschenkiefernöl, manchmal auch Holzinol mit dem dafür bestimmten Apparat.

Wir haben absichtlich nur die für Einzelinhalation hauptsächlich verwendeten Apparate erwähnt. Bei aromatischen flüchtigen Substanzen erscheint uns der kleine Apparat von Feldbausch immer noch als der beste. Da die in die Nase eingeführten kleinen elliptischen Aluminiumtuben und mit ihnen das darin befindliche Medikament durch die Nase erwärmt wird, so wird bei jeder nasalen Inspiration die Luft reichlich mit dem Aromatikum beladen. Bequemer für den Kranken ist sicher keine andere Methode.

Daß das Trinken von Mineralwässern etc. wohl auf katarrhalische Zustände ganz angenehm und günstig wirkt, auf den tuberkulösen Prozeß aber ohne jeden Einfluß ist, dürfte wohl als ausgemacht gelten. Auch die vielgepriesene Arminiusquelle in Lippspringe ist dabei nicht auszunehmen. Heilungen, welche beim Trinken von Wässern beobachtet wurden, sind natürlich möglich, sie zählen eben zu den schon früher erwähnten Spontan-Heilungen. Aber dringend ist davor zu warnen, sich beim Wassertrinken ganz und gar zu beruhigen. Es ist gar manchmal dadurch schon die richtige Zeit für eine wirksame Behandlung versäumt worden und der Kranke dauernd zu Schaden gekommen.

Umschläge.

Äußerlich, in der Form von Prießnitzschen Umschlägen, hilft das Wasser entschieden viel mehr als innerlich. Bei Reizzuständen und Schwellungen wirkt die Applikation dieser feuchten Wärme außerordentlich gut, subjektiv wie objektiv. Bei stärkeren Schmerzen ist manchen Kranken die feuchte Wärme, manch andern aber die Eiskravatte lieber.

Wir glauben, daß man, so ähnlich wie in der Augenbehandlung, Reizzustände und Schmerzen nach Verletzungen und chirurgischen Eingriffen mit eiskalten Aufschlägen, die selben Störungen bei entzündlichen Zuständen lieber mit Prießnitz und direkt warmen Kompressen bekämpft. Bei Spasmus glottidis scheinen heiße Kompressen, in heißes Wasser getauchte und aufgedrückte Schwämme das wirksamste Beruhigungsmittel zu sein.

Phototherapie.

Die Sonnen-Lichtbehandlung der Kehlkopftuberkulose, von Stillmann und L. v. Schrötter versucht, von Sorgo eingeführt und von mehreren Ärzten, insbesondere Kunwald, Jessen, Baer, nachgeprüft, ist noch viel zu jung, als daß man ihren Wert definitiv abschätzen könnte. Dasselbe gilt erst recht vom Röntgenlicht, vom Radium und Thorium etc.

Nach unseren jetzigen Kenntnissen von dem Oberflächen-Einfluß verschiedener Lichtarten und ihrer Penetranz durch das Gewebe ist es von vornherein wahrscheinlich, daß oberflächliche Prozesse, also ganz seichte Ulcera mit ihren Eiterbakterien und kleine nackte Granulationen, in erwünschter Weise beeinflußt werden; es werden sich dann auch die um die Ulcera und Granulationen befindlichen Schwellungen sichtbar und für die Funktion merkbar zurückbilden. Es fragt sich freilich, ob man dasselbe Resultat nicht auf viel einfachere und kürzere Art erreichen kann. Daß aber submukös gelegene Infiltrate oder gar solche Tumoren von der Lichttherapie wirksam behandelt werden, und zwar gerade von Ultra-Strahlen, also nicht photokaustisch, das lassen die bisherigen Erfahrungen in allen Methoden und mit sämtlichen Variationen der Anwendung als nahezu unmöglich erscheinen. Über Penetranz des Lichtes haben neuerdings Mulzer und Wichmann sich ausgelassen. In bezug auf praktische Anwendung und Erfolge z. B. bei Rachenaffektionen möchte ich mich auf den sehr erfahrenen Lichttherapeuten Strebel beziehen, dessen Erfahrungen sich mit meinen Ausführungen im großen und ganzen decken dürften.

Die bisher veröffentlichten Fälle von Kehlkopftuberkulose, welche mit Sonnenlicht behandelt wurden, sind, soweit das aus Beschreibungen und Abbildungen zu ersehen ist, alle so gelagert, daß sie bei der oben gedachten Allgemeinbehandlung in gleicher Weise wie unter Lichtbehandlung zurückgehen oder heilen konnten. Der von Sorgo veröffentlichte Fall ist zweimal mit Milchsäure behandelt worden; bei den Kunwaldschen Fällen handelt es sich zumeist um „halblinsengroße, linsen- und erbsengroße Infiltrate, Ulcera, Tumoren“. Ein erbsengroßer Tumor verdient seinen Namen kaum, man sollte ihn vielmehr eine kleine Excrezcenz, ein Wärzchen oder Knötchen nennen.

Aus dieser verschiedenen Auffassung von Tumor erklärt es sich ohne Zwang, warum Kunwald glaubt, daß am günstigsten die „tumorartigen Infiltrate“, am wenigsten und schwersten die diffusen, stark geröteten Infiltrate der Stimmbänder beeinflußt werden, während Baer gerade bei „tumorartigen Infiltraten“ trotz wochenlanger Versuche keinen Einfluß der Sonnenstrahlen auf den tuberkulösen Prozeß wahrnehmen konnte.

Die vom Kranken ausgeführte Phototherapie, besonders wenn sie richtig ausgeführt wird, ist vor allen Dingen sehr anstrengend, wie man sich leicht überzeugen kann. Baer beobachtete denn auch in einigen Fällen eben entfieberter Kranker mit Beginn der Kur Wiederanstieg der Temperatur, so daß er von diesem Gesichtspunkte bei der Auswahl der Kranken sich leiten ließ. Jedenfalls ist es für den Allgemeinzustand des Kranken viel förderlicher, nach Jessen zu verfahren, wenn schon Sonnenlichtbehandlung angewendet werden muß. Jessen läßt die Sitzungen nur kurze Zeit, etwa 5 Minuten vornehmen, dafür aber jede Stunde. Ob alle Stunden die gewünschte Sonne zur Verfügung steht, ist wieder eine andere Sache.

Es ist gewiß erwünscht, daß bei ganz oberflächlichen Prozessen, besonders ganz flachen Ulcera, die Sonnenlichttherapie und andere Lichtarten mit kräftigen Patienten weiterhin versucht werde, allein man versäume nicht gar so viel Zeit auf eine relativ geringfügige Besserung. Namentlich bei wirklichen Tumoren und allen tiefgehenden Infiltraten wähle man die chirurgischen Methoden der Behandlung, die, richtig ausgeführt, in viel kürzerer Zeit viel günstiger wirken. Vielleicht eignet sich die Sonnenlichttherapie zur ergänzenden Behandlung und zur Nachbehandlung chirurgischer Eingriffe, besonders wenn die tieferen Gewebspartien für das Licht freiliegen.

Medikamente.

Von Medikamenten zur Allgemeinbehandlung und zur Besserung des Appetits und Hebung des Ernährungszustandes sei Arsen erwähnt und dringend empfohlen. Wir sind zu der Überzeugung gekommen, daß das Arsen, am besten in Form der sog. asiatischen Pillen, unter den bei Anorexie Tuberkulöser angewendeten Mitteln das brauchbarste und zuverlässigste ist (Haedicke). Über Kreosot und Guajakol und ihre sämtlichen Derivate und Verabreichungsformen möchten wir kein weiteres Wort verlieren, da sie in der Behandlung der Lungen- und Kehlkopftuberkulose sich längst als mindestens ganz entbehrlich erwiesen haben. Dasselbe gilt vom Hetol (siehe Gidionsen). Es seien hier vielmehr die Medikamente genannt, welche bei der örtlichen Behandlung des Kehlkopfes als Pulver oder Lösungen oder Salben Verwendung finden. Sie alle dienen den sekundären Erscheinungen der Larynx-Tuberkulose und man trennt sie gewöhnlich in adstringierende und desinfizierende, in anaesthesierende und in ätzende; anzufügen wären noch die indifferenten Öle und Fette.

Während des Einbringens von Medikamenten, besonders von pulverförmigen Substanzen, welche hauptsächlich die

Stimmbandoberflächen treffen sollen, ermahne man den Kranken ganz leise zu phonieren, oder, wenn nicht möglich, ein langes H zu hauchen; soll die regio interarytaenoidea getroffen werden, so empfiehlt es sich, mit schwachem Luftstrom des Doppelgebläses einzublasen, während der Kranke langsam ausatmet. Es sei dies deshalb erwähnt, weil Hustenreiz nach Insufflationen oder Instillationen nur auf eine unpraktische Applikation zurückzuführen ist. Die leise Phonation und das langsame Ausatmen verlangsamt den Strom des Gebläses etwas, so daß das Medikament sich auch langsam auf den bestimmten Platz niederläßt und nicht mehr in der Inspirationsluft des nächsten Atmungszuges schwebt.

Wir erwähnen als gebräuchlichste Pulver: Natrium sozojodolicum, Zincum sozojodolicum, Jodol, Thioform, Jodoform, Dijodoform, Amyloform, Nosophen, Borsäure, Wismutsalze (auch Dermatol), Acidum tannicum et gallicum, Alaun, Argentum nitricum mit Talcum auf 1 : 10 oder 1 : 20 verdünnt oder in wässeriger Lösung etc. Wir verwandten am liebsten die Sozojodolsalze, Jodol, Thioform, Tannin, Alaun, ferner eine Mischung von Morphin 0,25; Kokain 0,5; Jodol 5,0. Von Lösungen verwandten wir fast nur die öligen, also 10 bis 20 %iges Menthol- oder Europhenöl. Diese Öle sowie Vaselin und 1 bis 2 %ige Borsäure-Salbe leisteten uns vorzügliche Dienste zur Milderung der Beschwerden, namentlich des Spannungsgefühles, und zur Ablösung des zähen Schleimes und der Krusten. Die Salben werden mit Watteträger (s.u.) appliziert.

Ganz unentbehrlich sind die schmerzstillenden Substanzen wie Kokain, Alypin, Anaesthesin, Orthoform und schließlich auch Morphin. Stovain eignet sich anscheinend nur zur subkutanen etc. Injektion. Über Nirvanin haben wir keine genügende Erfahrung. Für operative Eingriffe war uns das sonst zu empfehlende Eukain von zu schwacher Wirkung.

Die gebräuchlichsten Ätzmittel sind Milchsäure in verschiedener Konzentration und in Wasser oder auch Alkohol gelöst; Chromsäure, Salpetersäure, Trichloressigsäure, Parachlorphenol. Nach unseren Erfahrungen hatten wir allen Grund, der Milchsäure und in zweiter Linie der Trichloressigsäure treu zu bleiben. Zu allem Überflusse sei auch hier nochmals hervorgehoben, daß bei der Applikation von Ätzmitteln die Anästhesierung des Kehlkopfes und die genaueste Lokalisation erste Bedingung ist, wenn man einen günstigen Effekt sehen und die von Einigen immer noch geklagten „unnötiger Reizzustand und Verschlechterung" vermeiden will. Der Pinsel, mit dem eine genaue Lokalisation unmöglich ist, hat aus diesem und anderen Gründen im Kehlkopf nichts zu schaffen. Lediglich eine an einem geeignet gebogenen Metallstäbchen fest gedrehte Watteflocke hat das „Pinseln" zu ersetzen. Wir empfehlen das laryngeale Ende des Watteträgers vier- bis fünfflächig zu gestalten und die Schraube zu vermeiden, weil dann die Watte viel schneller und leichter entfernt werden kann und ebenso zuverlässig wie an der Schraube sitzt. Die krystallinischen Ätzmittel werden in ein kleines Schüsselchen am Ende des Kehlkopfträgers gepreßt.

Es ist immer betont worden, Säuren wie Milchsäure in die geschwürigen Stellen einzureiben. Auch das ist mißverstanden worden so, daß manche nun mit Gewalt und starkem Druck möglichst lange an der Stelle herumgerieben haben. Es ist unausbleiblich, daß ein unerwünschter Reizzustand und stark schmerzhafte Schwellungen des ganzen Kehlkopfes auftreten. Und ganz ungefährlich ist eine derartig robuste Massage gewiß auch nicht.

Das Anwendungsgebiet aller ätzenden Substanzen sind lediglich Geschwüre und operative

Substanzverluste in erkranktem Gebiet. Die gedankenlose Anwendung von Ätzmitteln auf geschlossene Schleimhaut-Infiltrate und auf Tumoren kann nicht scharf genug verurteilt werden. Mit der richtigen Anwendung gedachter Mittel werden auch die für jeden Kundigen hinfälligen Klagen über die schlechten Folgen der Ätzmittel verstummen. Wenn Landerer „von der Milchsäureätzung wegen ihrer großen Schmerzhaftigkeit fast ganz abgekommen“ ist und lieber sein Hetokresol anwendet, so ist das verwunderlich. Denn bei entsprechender Anästhesierung haben unsere Patienten nicht über Schmerzen geklagt. Und dann ist die eventuelle Schmerzhaftigkeit oder Schmerzlosigkeit gerade in der Chirurgie kein Kriterium für die Brauchbarkeit eines Verfahrens. Daß aber nach Landerer „energische Milchsäurebehandlung unerwünscht viel Gewebe opfert“ ist eine ganz auffallende Behauptung, weil sie sich in grellem Widerspruche zur allgemeinen praktischen Erfahrung befindet.

Wir verwenden die Milchsäure gewöhnlich 75 %ig; bei geringer Ausdehnung des zu treffenden Gebietes und bei uns schon bekannter nur leichter Reaktion konzentriert, niemals aber schwächer als 50 %ig. Ein schablonenhaftes so und so oft der Ätzungen ist zu verwerfen. Nach wirkungsvoller Applikation ist zum mindesten die Abstoßung des Schorfes und der vollkommene Rückgang auch geringer regionärer Schwellungen, im allgemeinen 10 bis 14 Tage, abzuwarten. Wenn erwünscht, können in der Zwischenzeit gewiß ganz leichte Adstringentien oder Anästhetika angewendet werden.

Laryngoskopische (endolaryngeale) Chirurgie.

Mit Anwendung von Ätzmitteln befinden wir uns, genau genommen, schon auf dem Gebiete chirurgischer Eingriffe.

Die laryngoskopische Chirurgie, wie sie von M. Schmidt und besonders Heryng und Krause inauguriert und ausgebildet wurde, stellt mit elektrischer Kaustik und chemischer Ätzung das wesentliche Rüstzeug bei der aktiven Behandlung der Larynxtuberkulose dar.

Es hat schwer gehalten, instrumentelle Eingriffe zur Anerkennung zu bringen. Einer der stärksten Gegner war Störk. Noch 1895 schrieb er über die von Heryng veröffentlichten Resultate: „..... und man muß annehmen, daß seine (Heryngs) Angaben auf Wahrheit beruhen und auf genaue Beobachtung sich stützen". Und an anderer Stelle: „..... Vernarbung und Verheilung solcher von anderen operierter Geschwüre habe ich nie gesehen". Inzwischen sind 12 Jahre verstrichen, und es gibt noch genug Ärzte und Kliniker, welche bei Larynxtuberkulose — wenn sie nicht selbst davon befallen sind — die Waffen strecken und so lange die Hände in den Schoß legen, bis es zu wirkungsvollen Eingriffen zu spät ist. Höchstens wird inhaliert und ein bißchen was eingeblasen. Dieser Pessimismus ist, wie auf andern Gebieten, darin begründet, daß Diagnose und zumal sachgemäße Behandlung recht häufig noch zu spät kommen.

Wir müssen die instrumentelle Behandlung der Kehlkopftuberkulose als sehr segensreich bezeichnen und möchten dieser Krankheit bis zur Auffindung besserer Mittel ohne Doppelkürette nicht gegenüberstehen.

Alle instrumentellen Eingriffe, auch die Applikation von Ätzmitteln, sind unter Anästhesie vorzunehmen.

Während die Allgemeinbehandlung wie die Behandlung mit funktioneller Ruhe des Kehlkopfes, vielleicht unter Zuhilfenahme nicht reizender Inhalationen, Insufflationen und Instillationen, in jedem Falle von Larynx-Erkrankung Platz greift, sollten instrumentelle Maßnahmen, dringende Fälle ausgenommen, im allgemeinen nur nach Beobachtung von ein paar Wochen eingeleitet werden. Inzwischen geht katarrhalische und entzündliche Schwellung zurück, der Gesamtzustand des Kranken, nicht zum mindesten auch die psychische Verfassung bessern sich und geben günstigere Bedingungen für den Eingriff selbst und für seinen Effekt. In dieser Zeit bessern sich leichte Erkrankungen so weit, daß man daraus die Berechtigung zu weiterem Zuwarten entnehmen kann, und gar manchmal hat man die Freude, ohne jeden Eingriff die krankhaften Veränderungen schließlich zur Heilung kommen zu sehen.

Solange sich unter Fiebererscheinungen lebhaftere Prozesse in den Lungen abspielen, sollte ohne Not keine energische Kehlkopfbehandlung vorgenommen werden. Doch hat man unseres Erachtens die Verpflichtung trotz schwerer Lungenaffektion und trotz Fiebers einzugreifen, wenn Dyspnoe oder Dysphagie eine, wenn auch nur palliative, Behandlung erfordern oder die Vermeidung derartiger imminenter Störungen möglich erscheint. Ulcera z. B. im Kehlkopfinnern oder gerade in der Nähe der Nahrungspassage mit chemischen Ätzmitteln oder mit dem Kauter gedeckt, bringen fast stets eine sehr große Erleichterung für Tage, ja Wochen, so daß die kleine Aufregung vor und bei der Behandlung gar nicht in Betracht kommt. Auch Exzisionen an sehr geschwollenen und an infiltrierten Partien, doch tatsächlich kein schwerer Eingriff, scheinen uns zur Linderung bestehender Beschwerden und funktioneller Störungen nicht nur erlaubt, sondern mitunter aus Menschlichkeit direkt geboten. Endlich kann, allerdings bei umsichtiger Behandlung außerordentlich selten, eine Tracheotomie sich aus vitaler Indikation als notwendig erweisen. Wo bei hoffnungsloser Erkrankung grobe Beschwerden und Störungen fehlen sollten, unterbleibt selbstverständlich jede Behandlung.

Zwischen diesen, durch die Larynxerkrankung selbst oder die Lungenkrankheit, aussichtslosen und den obengenannten leichten, oft spontan heilenden tuberkulösen Affektionen des Kehlkopfes liegen diejenigen, welche behandelt werden müssen, wenn man sich nicht den Vorwurf eines Versäumnisses machen will.

Sämtliche Instrumente wie auch selbstverständlich der Kehlkopfspiegel müssen vor dem Gebrauche in der üblichen Sodalösung ausgekocht werden.

Wir haben schon früher empfohlen, nach dem Gebrauche gekochte Spiegel unmittelbar aus dem gekochten Wasser heraus abzutrocknen. Der noch sehr heiße Spiegel verdampft dann das kleine Restchen Flüssigkeit, das zwischen Fassung und Glas eingedrungen ist; wird der Spiegel aus dem schon abgekühlten Wasser genommen, so bleibt jener Rest sitzen und erscheint störend beim folgenden Erwärmen.

Die Küretten.

Die einfache Kürette, der scharfe Löffel, den man unter die Anfangsinstrumente der Kehlkopfbehandlung rechnen darf, scheint uns nur bei weichen frischen und engumschriebenen Granulationen seinen Zweck zu erfüllen und auch lediglich dann, wenn der Sitz der Granulation eine Art Widerlager gegen den notwendigen Druck des Instrumentes bieten kann. Hartes Wucherungsgewebe bietet schon deswegen einen zu großen Widerstand, weil das Instrument an dem ziemlich beweglichen Larynx nicht mit der Energie und Präzision gehandhabt werden kann, wie das an andern fixierbaren Teilen des Körpers möglich ist. Seine Anwendung hat sich daher mit Recht immer mehr eingeschränkt. Wir selbst verwendeten die einfache Kürette in den letzten 5 bis 6 Jahren so gut wie gar nicht mehr.

Dagegen ist das Anwendungsgebiet der Doppelkürette und ähnlich wirkender Instrumente ein sehr großes, wenn immerhin auch umschriebenes. Sämtliche faßbaren Infiltrate der Hinterwand und insbesondere die richtigen Tumoren dieser Gegend, wie der Taschenbänder, die strangförmigen Infiltrate, welche sich über den Sinus pyriformis hinweg nach der lateralen Pharynxwand zu erstrecken, und die Erkrankungen der prominenten Epiglottis sind am besten in erster Linie der Doppelkürette und verwandten Instrumenten zuzusprechen. Und dann erst und überall da, wo von vornherein ein Abgleiten der Doppelkürette etc. wahrscheinlich ist, greifen andere Methoden, insbesondere die Kaustik, ein. Man versuche mit der Doppelkürette immer soviel wie möglich zu entfernen, namentlich aber das submuköse Gewebe freizulegen. Wir decken jedesmal die Wundfläche mit Schorf, sei es durch 75 %ige Milchsäure, sei es mit dem Kauter. Wenn die behandelte Fläche nicht zu groß ist (nicht größer als Hinterwand oder ein Taschenband), ziehen wir den Kauter vor, um auch noch die mit Doppelkürette nicht faßbaren Randpartien und den Grund der Wundfläche zu zerstören. Immerhin halten wir es für vorteilhaft, dem Kräftezustand des Kranken und seinem Kehlkopfe nicht zu viel auf einmal zuzumuten. Nach einem vorsichtigen anfänglichen Eingriffe weiß man über diese Verhältnisse Bescheid.

Bei dem eben kurz skizzierten Vorgehen haben wir nie ernstliche Unannehmlichkeiten erlebt, namentlich konnten wir uns beim besten Willen niemals von einer sekundären tuberkulösen Infektion durch Lungensekret überzeugen. Weshalb sich Grünwald so sehr vor einer artifiziellen Wunde fürchtet, können wir deshalb nicht recht verstehen; auch haben wir keinerlei anatomische Vorgänge beobachten können, welche eine solche entsprechend nachbehandelte Wundfläche einem tuberkulösen Ulkus gleich erachten ließen. Im Gegenteil bemerkten wir im Einklange mit andern Praktikern, daß derartige theoretische Bedenken nicht zutreffen, daß vielmehr jene artifiziellen Wunden sich auffallend rasch überdecken und schließen.

Für gewöhnlich sieht man einen Tag nach dem Eingriff eine mäßige oder geringe Schwellung und Rötung der Umgebung mit entsprechenden subjektiven Empfindungen, welche sich in den nächsten Tagen verlieren, und wir beobachteten solche Vorgänge in stärkerem Maße nur dann, wenn — was bei dem in Rede stehenden Material nicht zutraf — in Pausen ambulatorisch behandelt und die gesetzte Wundfläche nicht gedeckt worden war, oder wenn, siehe unter Prognose, sich die Erkrankung als tiefergreifende zu erkennen gab.

Bei Kürettenbehandlung wie auch bei andern nennenswerten Prozeduren halten wir es für unbedingt nötig, 2 bis 3 Wochen zu warten, bevor die Notwendigkeit und Art weiterer Maßnahmen beschlossen wird (s. o. bei Milchsäure). In der Zwischenzeit wird mit anästhesierenden und adstringierenden Substanzen nachbehandelt. Freilich kann man ausnahmsweise zu anderem Vorgehen veranlaßt sein.

Die Stimmbänder selbst greifen wir therapeutisch niemals mit Küretten oder ähnlichen Instrumenten an.

Kaustik.

Man sollte nicht mehr von Galvanokaustik, sondern vielleicht von elektrischer Kaustik sprechen, da neuerdings der speisende Strom fast nur als Wechselstrom, nicht Gleichstrom, benützt wird.

Die Kaustik verdient in ausgedehntem Maße angewendet zu werden. Es ist vieles für und manches gegen das Brennen im Kehlkopfe gesagt worden. Insbesonders wird der Kaustik die starke und unberechenbare Reaktion (Chiari) zum Vorwurfe gemacht. Wenn Imhofer sagt: „daß eine Reaktion nach thermokaustischen Eingriffen auf Schleimhäuten immer vorhanden ist, wird wohl niemand bestreiten, und es wäre unlogisch, anzunehmen, daß gerade im Kehlkopf eine solche ausbleiben sollte“, so muß man ihm darin durchaus beistimmen. Aber andererseits haben wir selbst trotz fortwährender Anwendung der Kaustik niemals Folgezustände gesehen, welche die Anwendung eines so vorzüglichen Verfahrens in Frage stellen könnten. Allerdings glauben wir, daß gewisse Dinge bei Ausführung der Kaustik beobachtet werden müssen. Zum Teil möchten wir hier wiederholen, was wir schon vor Jahren betont haben (1901). Man nehme den elektrischen Strom so, daß der Kauter, probeweise angeglüht, fast Weißglut zeigt, verstärke dann, ohne anglühen zu lassen, den Strom noch um eine Kleinigkeit und führe den Kauter ein. Bevor noch die zu brennende Stelle berührt wird, lasse man im Lumen des Kehlkopfs den Brenner eben anglühen und beginne mit anglühendem Kauter die Behandlung. Durch die Abkühlung, welche das glühende Material an dem Gewebe erfährt, wird es nicht verbrennen, aber die Hitze wird so intensiv noch sein, daß eine tatsächliche Verkohlung der betroffenen Partie verursacht wird, mit Hinterlassung eines dünnen schwarzen oder gelben Schorfes. Der Brenner bleibt nur ganz kurze Zeit mit dem abkühlenden Gewebe in Berührung, man läßt ihn erst wieder im freien Lumen des Larynx stärker anglühen oder verläßt vorerst den Kehlkopf ganz. Je länger der dann nicht mehr hell, vielleicht nur rot, glühende Kauter mit dem Gewebe in Berührung war, desto mehr wird auch die Umgebung erhitzt und in desto größerer Ausdehnung wird sie sich mit weißem Schorf bedecken, eine Nekrose, die oft erst nach 2 bis 3 Tagen in ganzer Ausdehnung sich abgrenzen läßt. Solche Kaustik macht allerdings gröbere Störungen, Schmerzen und Schluckweh, und ein solcher Schorf braucht meist 3 Wochen, bis er völlig abgestoßen ist. Wir machten also die Stärke der unerwünschten Reaktion nicht davon abhängig, daß „die gesunde Umgebung von der galvanokaustischen Verschorfung getroffen wird“, wie Imhofer angibt, sondern von der mangelhaften Glühhitze des Kauters, der nicht mehr verbrennt und verkohlt, sondern nur erhitzt und zwar in einer Ausdehnung, welche dann nicht mehr im Belieben des Arztes steht. In dieser eben dargelegten Überzeugung sind wir in den letzten sechs Jahren nur bestärkt worden. Wir möchten noch daran erinnern, daß bei Kaustiken infolge der starken Erwärmung der Zuleitung manchmal die Epiglottis einen ganz geringen, aber schmerzhaften und das Schlucken unbequem machenden weißlichen Schorf davon trägt, während das absichtlich Verbrannte kaum oder gar nicht schmerzt. Wir legen also auch aus diesem Grunde den höchsten Wert darauf, daß der Kauter so intensiv als er es nur verträgt glüht, und daß er nur immer kurze Berührungen und lieber um so häufigere in einer Sitzung ausführt. Ist es — woran einen leider manchmal das zu saftreiche Infiltrat hindert — wirklich gelungen, das Beabsichtigte zu verkohlen oder auch einen gelben Schorf zu hinterlassen, so wird man im allgemeinen erstaunt sein über die Geringfügigkeit der Reaktion, auch wenn man ein ganzes Taschenband oder beide Stimmbänder oder die Hinterwand energisch behandelt hat. Freilich muß man sich nicht einbilden, einen total infiltrierten und ulzerierten Kehlkopf in einer Sitzung „ausbrennen“ zu wollen. Wir haben bei unserer Anwendungsmethode nur solch mäßige Reaktionen gesehen, welche in einem oder spätestens ein paar Tagen völlig vorübergingen. Eine Stenose der Atmungswege und gar so stark, wie sie Butlin sah, der tracheotomieren mußte, ist uns völlig fremd geblieben. Die Regelmäßigkeit einer geringfügigen Reaktion war eine so große, daß wir bei anscheinend leichter oder mäßiger Erkrankung eine weniger günstige oder direkt ungünstige Prognose dann stellten, wenn auf einen schonenden Eingriff und insbesondere auf eine wie oben dargelegte Kaustik hin eine starke Reaktion des Kehlkopfes seine tieferen Gewebsschichten als mitergriffen verriet.

Solange wir nur leichte und feinere Veränderungen mit Kaustik zu behandeln haben, besonders flache Ulcera an den Stimmbändern, kleine Granulationshöckerchen an den Stimmbandrändern und kleine Wucherungen an der Hinterwand, verwenden wir wohl nach wie vor die kleinen Platinbrenner. Wo es aber gilt, ausgebreitete und tiefgreifende Infiltrate der Stimmbänder oder Taschenbänder, der Hinterwand etc. zu beseitigen, welche nicht für Doppelkürette sich eignen, verwenden wir seit einigen Jahren nur mehr Porzellanbrenner, da nur diese imstande sind, gröberen und saftreichen Infiltraten gegenüber die nötige intensive Glut aufzubringen.

Wirkliche Tumoren, besonders große, behandeln wir erst dann mit dem Kauter, wenn das Prominente mit Doppelkürette abgetragen ist. Es wird dabei Zeit gewonnen und der Kranke weniger belästigt als bei sofortiger Applikation des Kauters.

Seit einiger Zeit verwenden wir auch in uns geeignet erscheinenden Fällen den von Réthi eingeführten „galvanokaustischen Einstich“. Grünwald will dieses Verfahren, das er galvanokaustischen Tiefenstich nennt, als eine Art Panacee in der Behandlung der Larynx-Tuberkulose hinstellen. Im Prinzip gleicht diese Methode ungefähr der elektrischen Überhitzung mit metallischen Elektroden oder Nadeln, welche von anderer Seite zur Behandlung inoperabler Mammakarzinome empfohlen wurde. (Strebel.) Der Brenner glüht innerhalb des Stichkanals auch bei starken Strömen sehr mangelhaft oder gar nicht, aber er erhitzt das ihn umgebende Gewebe so stark, daß es einer Nekrobiose anheimfällt. Wir schätzen das Verfahren, da die Reaktionen darauf nur mäßige sind, möchten es aber bei Tumoren ebenfalls nur nach Abtragung des Prominenten durch Doppelkürette anwenden.

Manchen gilt als besonderer Vorzug der Kaustik die Vermeidung von Blutungen. Das ist richtig für den kaustischen Einstich und für rotglühende Brenner. Bei der von uns für nötig erachteten Anwendung des weißglühenden Porzellan- und Platinbrenners darf man auf eine blutstillende Wirkung bekanntlich nicht rechnen. Doch sahen wir nach Kaustiken nur ganz geringfügiges Bluten, das sogleich stand, wenn die blutende Fläche mit 75%iger oder konzentrierter Milchsäure betupft wurde.

Nur selten liegen derartige Tumoren im Kehlkopfe vor, daß die Anlegung der kaustischen Schlinge möglich wäre. Dagegen haben die Schlingen ihre Anwendung zur Resektion der Epiglottis gefunden.

Wir bedienen uns zur Vornahme dieser Operation lieber der großen Doppelküretten, der Kehldeckelzangen von Schmidt, Jurasz, der Alexanderschen Epiglottiskürette, endlich unserer früher schon beschriebenen und neuerdings verbesserten Kehldeckelschere.

Elektrolyse.

Bei dem dieser Abhandlung zugrunde liegenden Materiale haben wir Elektrolyse im Kehlkopfe nicht angewendet, wohl aber in anderen Fällen. Eine derartige Anwendung des elektrischen Stromes, daß man nennenswerten Effekt sähe, erscheint uns schwer möglich. Auch wir mußten uns überzeugen, daß trotz reichlichen Kokains die Schmerzhaftigkeit eine erhebliche und vor allem aber die schon bei mäßig starken Strömen auftretenden Muskelkontraktionen sehr hinderlich waren. Es ist zu bedauern, daß die sonst so wirksame Elektrolyse im Kehlkopfe solchen Schwierigkeiten begegnet.

Immerhin scheint uns der kaustische Tiefenstich einen guten Ersatz zu bieten.

Laryngofissur und Exstirpation.

Die Laryngofissur, von Pienaczek eingeführt, ist nach Angabe der meisten Autoren gerade da anzuwenden, wo eine ausgedehnte Kehlkopftuberkulose bei gutem Lungen- und kräftigem Allgemeinzustande besteht. Wir haben leider nicht Gelegenheit gehabt, nach diesen Indikationen zu verfahren. Doch möchten wir vermuten, daß bei den genannten guten Voraussetzungen eher die von uns als mittelschwer bezeichneten Kehlkopferkrankungen ein Gebiet für Laryngofissur seien. Man würde wohl auch gerne die langwierige Nachbehandlung mit in Kauf nehmen, wenn das Verfahren vor Rezidiven schützen würde. Ausgedehnter Anwendung erfreut sich die Laryngofissur bislang nicht.

Wir können uns aber nicht enthalten, an dieser Stelle vor einer Unterschätzung der vorhandenen Lungenaffektion zu warnen. Auch ohne vorhandene Stenose atmen Kranke mit Totalinfiltration des Larynxinnern meist recht unvollkommen, auch Hustenstöße fallen in der Regel dürftig aus, so daß also durchaus nicht selten das auskultatorische Resultat der Lungenuntersuchung ein zweifelhaftes bleibt. Dagegen bietet die Perkussion für sich allein und besonders im Zusammenhalt mit dem Charakter der Atmung in diesen Fällen nicht nur sondern überhaupt ganz allgemein viel wertvollere Aufschlüsse über die Beschaffenheit der Lungen. Wir möchten das ganz energisch betonen, weil nach unseren Erfahrungen auf Masse der Rasselgeräusche, gleichgültig ob pulmonalen oder bronchialen Ursprungs, oder auf Fehlen von Nebengeräuschen bei der Beurteilung der Schwere einer Erkrankung viel zu großer Wert gelegt wird. Es werden übrigens manchmal Nebengeräusche beschrieben, welche unter Würdigung der noch angegebenen klinischen Merkmale mit Sicherheit auf das Vorhandensein einer Dämpfung schließen lassen, während ausdrücklich eine solche in Abrede gestellt wird. Wir glauben, daß manchem Ohre die Bewertung der Perkussion größere Schwierigkeiten bereitet, als die einfachere der Auskultation.

Sobald der Verdacht durch genügend lange Beobachtung aller objektiven und subjektiven Symptome gut begründet ist, daß die Tuberkulose nicht mehr auf den Binnenraum des Kehlkopfes beschränkt ist, so hat man unseres Erachtens zur zwei Wege gegeben: Erscheint in Anbetracht des Allgemeinzustandes und der Lungen die Prognose gut, dann Exstirpation des Larynx, im andern Falle palliative Behandlung. Dasselbe gilt für die Komplikation der eben gedachten Larynxerkrankung mit ausgesprochener Tuberkulose des Rachens, Gaumens usw.

Leider haben wir es erfahren, daß durch den Versuch, den genannten schweren Zuständen mit Laryngofissur und sogenannter Exenteration des Larynx wirksam beizukommen, der Kranke für die nachher doch noch nötige, von uns primär befürwortete Exstirpation nicht mehr resistent genug war und danach an Erschöpfung starb.

Die Exstirpation ist und bleibt ein lebensgefährlicher Eingriff, aber zu rechter Zeit vorgenommen ist sie die beste und oft einzige Chance zur Wiederherstellung des Kranken.

Die Laryngofissur ist nun allerdings ein verhältnismäßig leichterer Eingriff; so ganz unschuldig aber und harmlos, wie Grünwald meint, möchten wir sie doch nicht hinstellen.

Tracheotomie.

Zu einer Tracheotomie, lediglich um den Kehlkopf ruhig zu stellen, können wir heute ebensowenig wie früher raten.

Bei einigermaßen nur entwickelter, Auswurf produzierender Lungen- oder Bronchien-Erkrankung erscheint uns nach wie vor ein Kanülenzustand als unerträglich für Kranke und Umgebung.

Das vernünftige Bestreben, die kurative Tracheotomie einzuschränken, ist in Anbetracht der meist nur vorübergehenden günstigen Wirkung entschieden berechtigt und gewinnt mehr und mehr Anhänger. So wird auch neuerdings immer häufiger versucht, bei der Laryngofissur ohne Tracheotomie auszukommen. Die Folgen eines Luftröhrenschnittes werden nur von ganz wenigen eifrigen Kollegen noch zu leicht genommen, die bei Störungen, welche auf einfachere Weise zu beseitigen sind, gleich mit dem Messer fuchteln und Andersdenkenden Mangel an chirurgischen Kenntnissen imputieren.

Wenn Dyspnoe und Blutungen nicht anders zu beseitigen sind, wird allerdings niemand zögern, die Tracheotomie auszuführen und die erforderlichen weiteren Eingriffe anzuschließen.

Die Behandlung extralaryngealer Tuberkulose der oberen Atmungswege und der oberen Speisewege.

Nach unseren Erfahrungen müssen wir auch bei Behandlung tuberkulöser Erkrankungen der Nase, des Rachens, des Gaumens, der Mandeln und der Zunge in erster Linie die Exzision des Erkrankten mit Messer oder Schere befürworten. Hat man ausnahmsweise den sicheren Eindruck, einen isolierten Herd aus der Zunge exzidiert zu haben, so wird man durch Naht schließen. Eine Naht oder die Umstechung wäre natürlich auch bei größeren blutenden Gefäßen anzuwenden. Zur Unterstützung der Exzision und überall da, wo eine Exzision nicht möglich erschien, wandten wir den elektrischen Brenner, im allgemeinen den Porzellanbrenner, an.

An den Gaumenbögen ist es verhältnismässig leicht, eine vollkommene Exzision zu machen, wenn nur die Krankheit nicht schon zu weit ins laterale Gewebe greift. So lange also die Tuberkulose mit oder ohne Ulceration die freien Randpartien der Gaumenbögen und des weichen Gaumens einnimmt, sollte in jedem Falle, also auch bei schwer Lungenkranken und schlechter Prognose, die gedachte Abtragung gemacht werden, da dem Kranken dadurch gerade die schwersten Qualen erspart werden. Mit Hülfe eines Assistenten spannt man den Gaumenbogen durch Pinzetten (Seidenfäden reißen zu leicht durch) aus und schneidet mit Messer oder mit einer nach der Fläche knieförmig gebogenen Schere von unten nach oben ab. Das hat sehr schnell zu geschehen, da der Kranke durch die Blutung beständig die Neigung zu schlucken oder zu würgen hat. Die Blutung ist momentan oft stark, steht aber gewöhnlich rasch oder wird durch Kompression mit gekrüllter Gaze tamponiert. Bei jenen glatten schon im Bereich des Gesunden geführten Schnitten haben uns spritzende Arterien bisher keine Mühe gemacht. Eventuell müßte man sie fassen oder umstechen oder versuchen mit Rotglühhitze einen Thrombus zu erzeugen.

Sind die Lymphseitenstränge im Rachen stark infiltriert und prominent, so kann man sie wie die Rachenmandel mit dem Gottstein'schen Messer und ähnlichen Instrumenten abheben und abschneiden, oder man präpariert sie möglichst schnell mit Pinzette und Messer ab. Sind die Infiltrate nicht gar zu dick, so kommt man auch mit großem Porzellanbrenner zurecht. Wegen der viel geringeren nachträglichen Beschwerden und der schnelleren Heilung ziehen wir, wo nur möglich, immer schneidende Instrumente vor. Wir haben schon in einer früheren Veröffentlichung betont, daß sich auch die hintere Pharynxschleimhaut ganz gut mit Messer und Pinzette abtragen läßt. Alle eben genannten Eingriffe machten wir natürlich ohne Narkose, aber nach guter Kokainisierung und meist auch unter Suprareninwirkung.

Die wirksame Behandlung der Luftröhrentuberkulose erscheint bislang wenig aussichtsreich.

Behandlung der Blutungen und Nachbehandlung der Wunden.

In Nase, Rachen und Mund sind Blutungen, soweit sie nicht von selbst stehen, leicht zu beherrschen durch Tamponade, Fassen und Unterbinden, Umstechen, Erhitzen. Auch Applikation von konzentrierter Milchsäure und anderen starken Säuren bringt mäßig starke Flächenblutungen zum Stehen.

In den tieferen Pharynxpartien und am Aditus laryngis können starke ja direkt lebensgefährliche Blutungen auftreten, deren Beherrschung manchmal Schwierigkeiten bereitet. Auch bei solchen lebensgefährlichen Blutungen, solange sie nicht im Innenraum des Larynx liegen, kann man sehr wohl ohne Tracheotomie und weitere Eingriffe auskommen. Wir haben schon früher (1902 und 1903) bei Blutungen nach Epiglottisresektionen empfohlen, einen Schlauch durch den Mund in die Trachea zu führen und dann die ganze untere Schlundhöhle (also nicht den Larynx!, wie Einer falsch gelesen hat) auszutamponieren. Dieser Vorschlag hat einen Kollegen, „dessen Namen ich schonend verschweigen will", so aufgeregt, daß er gar nicht mehr genau das Geschriebene las, sondern sofort nach dem Staatsanwalt rief. Der Staatsanwalt entscheidet in wissenschaftlichen Dingen, hier in der praktischen Medizin, gar nichts; auch Theoretiker der Medizin werden sich durch die Praxis belehren lassen müssen. Inzwischen ist das Prinzip jenes Verfahrens nach mehrfacher Richtung hin ausgebildet worden von Kuhn (Kassel), der ein besSonderes Instrumentarium dafür angibt und den Vorgang perorale Intubation nennt. Er empfiehlt gerade bei Operationen im Rachenraum etc. von vornherein die Intubation mit Tamponade vorzunehmen, der Blutungen wie der Narkose wegen. Diese Methode ist schon von verschiedenen Chirurgen, auch an Universitätskliniken nachgeprüft und angewendet worden und scheint sich gerade für eingreifende Operationen am Gesichtsschädel zu eignen. Der oben gedachte freundliche Kollege erhält hierdurch einen weiteren Ausblick zur Betätigung seines Kollegialitätsgefühls und seiner christlichen Nächstenliebe.

Ist man durch Unruhe des Kranken gezwungen, bei schon bestehender Blutung zu narkotisieren, so geschieht das selbstverständlich, wie wir ebenfalls früher schon betonten, und wie das jedem Praktiker geläufig ist, nur bis zu eben eintretender Toleranz. „Jeder halbwegs erfahrene“ Arzt weiß, daß man bei solchen Gelegenheiten nicht bis zur reflexlosen Narkose geht.

Wenn wir ferner früher einmal angegeben haben, bei Blutungen aus der Epiglottis die Kompression der Karotis zu versuchen, weil wir in einem Falle alle weiteren Maßnahmen durch zwei Stunden lange Kompression der der stark blutenden Seite entsprechenden Karotis dem Kranken ersparen konnten, so weiß ebenfalls „jeder halbwegs erfahrene“ Arzt, daß man irgend ein Verfahren, also auch die Kompression einer Arterie, nur so lange fortsetzt, als sich unmittelbar der gewünschte Erfolg zeigt. Bei der allgemein üblichen Kompressionsweise der großen Halsgefäße mit vier Fingern, während der Daumen auf dem Nacken eine Stütze findet, komprimiert man nicht nur Karotis sondern auch Arteria thyreoidea inferior und andere oft unregelmäßige Arterienreste. Der Effekt der Kompression ist natürlich nicht konstant, sondern hängt im wesentlichen von der ganz unregelmäßigen Anastomosenbildung der die Epiglottis und Nachbarorgane versorgenden Blutgefäße ab. Eines Versuches ist also die Kompression immerhin wert.

Vielleicht dürfte es sich empfehlen bei intralaryngealen und infralaryngealen Blutungen zur wirksamen Blutstillung eine Art, für die Atmung durchbohrten, Kolpeurynters gelegentlich zu versuchen. Kuhn hat zur sogenannten peroralen Überdrucknarkose ein kolpeurynterartiges Instrument angegeben. Wir selbst haben hierin Erfahrungen noch nicht gesammelt.

Kokain und namentlich die Nebennierenpräparate sind geeignet, mäßig starke Flächenblutungen zu verhüten und zu stillen. Bei blutreichem Gewebe und bei stark infiltrierter hyperämischer Epiglottis haben wir seit einiger Zeit von vornherein zugleich mit dem Kokain Suprarenin appliziert. Freilich muß man darauf gefaßt sein, daß nach Aufhören der Wirkung solcher Präparate eine Blutung erst recht zum Vorschein kommt. Im allgemeinen kann man sich vor einer Blutung ziemlich sicher fühlen, wenn mindestens zwei Stunden nach dem Eingriffe verflossen sind.

Die Möglichkeit einer Blutung wie die Anstrengung, welche eine energische instrumentelle Behandlung immerhin mit sich bringt, erfordern es, daß der Kranke nach beendigter Operation ins Bett kommt und unter sachkundiger Aufsicht für die nächsten Stunden bleibt. Es erscheint schwer zu verantworten, den Kranken in solchen Fällen einfach aus der Sprechstunde weglaufen zu lassen.

Für die Nachbehandlung empfiehlt sich außer der selbstverständlichen allgemeinen und lokalen Ruhe die Vermeidung mechanischer, chemischer oder thermisch reizender Nahrungsmittel und die Einschränkung unnützen Hustens.

Manchem Kranken ist die Applikation der Eisblase und das Schlucken von Eisstückchen sehr angenehm und lindert ihm allenfalsige Beschwerden. Wenn keinerlei Blutung droht, ist im allgemeinen das Anlegen eines Priessnitz'schen Umschlages außerordentlich günstig, insbesondere nach Kaustiken.

Wundflächen, welche nicht während des Eingriffes verschorft werden, oder solche, die ihren Schorf rasch verloren haben, werden am besten durch Bestreichen mit 75%iger Milchsäure gedeckt. Eine regelmäßige Applikation von schorfbildenden Mitteln, ohne daß ein vorheriger Schorf abgestoßen wäre, hat keinen Sinn. Dagegen sind schlaffe Wundgranulationen für die gedachten Reize mit desinfizierenden Mitteln sehr dankbar.

Späterhin, bei guter Heilungstendenz, dürften adstringierende Pulver und Lösungen und dgl. zur Behandlung genügen.

Hier mögen noch einige Worte Platz finden über die Ernährung Kehlkopf- und Rachenkranker, welche nicht mehr selbständig essen und schlucken können. Hat man bei gutem Allgemein- und Lungenzustand eine erfolgversprechende radikale Operation in Aussicht, oder ist es das ausdrückliche oder unausgesprochene Verlangen des Kranken, so suche man die Kräfte des Patienten hinzuhalten durch Anwendung der Magensonde. Wir waren manchmal genötigt, mit gebogener Kornzange den Schlauch an der laryngealen Enge des Oesophagus vorüber zu führen, da der in Infiltraten erstarrte Larynx wie eine Mauer den Eingang zur Speiseröhre für die biegsame Sonde verschloß. Läßt sich ein hoffnungsloser Kranker auf andere Weise abfinden, so erspare man ihm die Qual einer solchen Ernährung. Die Nährklysmata haben in solchen Fällen auch nur psychischen Effekt. Bei solcher Lage der Dinge sollte mit anästhesierenden und narkotischen Substanzen nicht gegeizt werden.

Ist die Not aufs Äußerste gestiegen, so ist glücklicherweise der Erlöser Tod nicht mehr fern.

Tuberkuline.

Wir haben uns wiederholt überzeugt, daß unter bestimmten Krankheitsbedingungen die Kochschen Tuberkulin-Präparate, in recht kleinen Dosen angewendet, eine Lungentuberkulose unverkennbar günstig beeinflussen. Es liegt außerhalb des Rahmens unserer Abhandlung, hierauf näher einzugehen. Allein wir konnten beim besten Willen einen Einfluß der Tuberkuline, weder guten noch schlechten, auf den Verlauf einer Larynxtuberkulose niemals beobachten.

In dieser Beziehung stimmen wir mit Schröder überein, daß wir noch weit davon entfernt seien, eine spezifische Behandlung der menschlichen Tuberkulose zu besitzen. Denn die Wirkung eines Spezifikums dürfte von dem Ort des Prozesses nicht so abhängig sein, daß zwar beispielsweise eine Tuberkulose in den Lungen und auch Knochen oftmals, eine Tuberkulose der Augen manchmal, eine solche des Kehlkopfs oder des Darms und anderer Organe überhaupt nicht erkennbar beeinflußt wird.

Erfolge.

Wie oben des näheren entwickelt, hängen die Erfolge bei Behandlung der Larynxtuberkulose von der allgemeinen Resistenz und der Folgsamkeit des Kranken, der Schwere der örtlichen Affektion und der Lungenerkrankung, endlich von der richtigen und zeitigen Behandlung ab. Als sehr wesentlicher weiterer Faktor aber muß die Zeit betrachtet werden. Ob die notwendige Zeit zur Behandlung aufgewandt wird, ist leider nicht nur eine Frage des Geldes, sondern viel häufiger noch der Ausdauer des Kranken. Sehr viele Patienten brechen eine aussichtsvolle Behandlung lediglich deswegen ab, weil sie keinerlei Beschwerden haben, über gute Stimme verfügen und ihnen somit eine weitere Therapie unnötig und langweilig erscheint.

Mehrere unserer Kranken, deren Affektion gut abgegrenzt war und zu den leichten gerechnet werden mußte, konnten gewissermaßen auf Anhieb geheilt werden. Es gelang in diesen Fällen die radikale Entfernung des Herdes (z. B. bei umschriebenen Infiltraten der Epiglottis oder der Kehlkopfhinterwand) und nach einigen Tagen war die Heilung erzielt, welche sich im Verlauf weiterer Beobachtung als völlig haltbar erwies. Das ist aber leider nicht das Gewöhnliche. In den meisten Fällen liegen die Bedingungen für eine radikale Entfernung schlecht und wenn man auch manchmal glauben möchte, alles eliminiert zu haben, so lehrt die weitere Beobachtung das Gegenteil, sei es daß kleine Herde zurückgeblieben sind, sei es daß auf dem Lymph- oder Blutwege eine neue Infektion erfolgt. So ist es die Regel, daß bei ausgeprägten wenn auch durchaus nicht schweren tuberkulösen Kehlkopferkrankungen die Behandlung über Monate und sogar Jahre fortgesetzt werden muß, bevor eine Heilung eintritt. Und manchmal ist das best erreichbare Resultat die Beschränkung der Krankheit auf ihren ursprünglichen Herd und die Erleichterung oder Behebung der subjektiven Störungen. Oftmals verbietet sich eben von vornherein bei aussichtsvoller Kehlkopferkrankung eine energische Behandlung durch den schlechten Lungen- und Allgemeinzustand.

So erscheinen in der nachfolgenden Berechnung gar viele Ungebesserte, die aus dem eben angeführten Grunde nicht behandelt wurden, zumal der Zustand des Kehlkopfes nach dem Untersuchungsbilde und dem Empfinden des Kranken sich völlig gleich blieb und gröbere Störungen fehlten. Es finden sich unter der genannten Rubrik auch Kranke, deren Kehlkopfaffektion geringfügig war und deren Lungenzustand günstige Aussichten bot. Wenn solche nicht behandelt wurden und als ungebessert mitgezählt, so geschah es, weil die fragliche Kehlkopfaffektion, z. B. kleines umschriebenes Hinterwandinfiltrat, sich in langer Beobachtungszeit als abgetan erwies, sämtliche Kehlkopffunktionen tadellos waren, der gedachte Herd aber als noch bestehend angesehen werden mußte. Es befinden sich unter den Ungebesserten auch solche, welche wohl behandelt wurden, aber schon nach sehr kurzer Zeit die Anstalt verließen. Endlich rechneten wir zu den Ungebesserten alle diejenigen, welche keine ausgesprochene große Besserung zeigten.

Da wir uns ängstlich hüteten, die erreichten Resultate zu günstig aufzufassen, so haben wir noch die Rubrik „nahezu geheilt" eingeführt. Das soll bedeuten, daß die aufgezählten Kranken keinerlei tuberkulöse Erscheinungen mehr boten, daß höchstens noch Rötung und leichte Schwellung bestand, daß bei entsprechendem Verhalten eine Heilung zu erwarten war, uns aber die Beobachtungszeit zu kurz erschien, um eine tatsächliche Heilung anzunehmen. Wir haben also in dieser Beziehung die Grenzen möglichst enge gezogen.

Als geheilt bezeichneten wir Kranke, wenn eine mehrmonatige Beobachtung keinerlei tuberkulöse Erscheinungen mehr erkennen ließ, wenn sich glatte und vernarbte Flächen an Stelle des Erkrankten vorfanden und wenn die Stimme entweder normal war oder den unvermeidlichen, durch Krankheit und Eingriffe bedungenen Defekten entsprach.

Als gebessert galten uns diejenigen, welche einen sehr

bedeutenden Rückgang sämtlicher subjektiven und objektiven Störungen erreichten.

Bei den als verschlechtert bezeichneten sind vorhandene Infiltrate ulzeriert, oder es hat sich der tuberkulöse Prozeß neue Gebiete erobert.

Was wir von der Kehlkopferkrankung als leicht, mittel und schwerkrank bezeichnen, ist auf Seite 6, Anm., angegeben.

Bei der Fixierung der Schwere der Lungenerkrankung benutzten wir das Turbansche Schema der Stadien, obwohl manches dagegen einzuwenden ist und sich diese und jene Kranken nur mit einigem Zwang einreihen lassen. Allein dies Schema scheint das am meisten verbreitete zu sein.

In Berücksichtigung dieser Ausführungen wolle man die nachfolgenden Zahlen betrachten.

Von sämtlichen 498 Kehlkopftuberkulösen wurden, ohne Rücksicht auf die Schwere der Lungenerkrankung und auf die Dauer der Behandlung,

geheilt 100 = 20,08 %
nahezu geheilt 37 = 7,43 %
gebessert 168 = 33,74 %
ungebessert 175 = 35,14 %
verschlechtert 18 = 3,61 %.

Zur richtigen Beurteilung dieser Zahlen müssen aber noch folgende Zergliederungen gemacht werden:

Die Kehlkopferkrankung der 18 Verschlechterten ist

als leicht in 6
als mittel in 8
als schwer in 4 Fällen

zu bezeichnen. Nach dem Stadium der Lungenerkrankung ergeben sich

I. Stadium 0
II. „ 2
III. „ 16.

Von diesen 18 sind 2 bald abgereist, 12 bald gestorben. Die Kehlkopferkrankung der 175 Ungebesserten ist

leicht in 63
mittel in 68
schwer in 44 Fällen.

Nach der Lungenerkrankung gehörten an

dem I. Stadium 8
„ II. „ 43
„ III. „ 124.

Es interessiert noch zu erwähnen, daß davon 60 bald wieder abgereist, 51 bald gestorben sind. Es bleiben also 175 — 111 = 64, in längerer Beobachtung; und von diesen wieder sind gar manche überhaupt nicht behandelt, wie schon oben bemerkt.

Wir glauben demnach, daß diese Rubrik der Ungebesserten wenig brauchbar zur Beurteilung erreichbarer Behandlungsresultate ist.

Von den 168 Gebesserten ist die Kehlkopferkrankung

leicht bei 47
mittel bei 101
schwer bei 20.

Die Lungenerkrankung der Genannten zeigt das

I. Stadium 21 mal
II. „ 56 mal
III. „ 91 mal.

Von den nahezu Geheilten 37 zählen bezüglich der Kehlkopfaffektion zu den

Leichtkranken 9
Mittelkranken 25
Schwerkranken 3.

Der Lungenerkrankung nach verteilen sich diese so:

I. Stadium 7
II. „ 9
III. „ 21.

Unter den Geheilten 100 Kranken befinden sich nach ihrer Kehlkopfaffektion

Leichtkranke 53
Mittelkranke 43
Schwerkranke 4.

Der Lungenerkrankung nach gehören in das

I. Stadium 24
II. „ 50
III. „ 26.

Vier von den leichtkranken Geheilten wurden nicht besonders behandelt.

Von diesen Geheilten sind nach 1—2 Jahren 3 Rezidive zu unserer Kenntnis gekommen. Bei allen dreien handelte es sich vor allen Dingen um eine Disseminierung der Tuberkulose über beide Lungen, bei einem traten metastatische Herde in den Nebenhoden, beim andern eine Metastase im einen Kniegelenk auf.

Eine Geheilte ist bald an plötzlicher schwerer Pneumorrhagie erstickt.

Von den noch übrigen 96 Geheilten fehlen leider vielfach weitere und, besonders, zuverlässige Angaben.

Nach eigener Untersuchung und Untersuchungen anderer Ärzte sind 13 Leicht- und 15 Mittelschwerkranke, in Summa also 28 Fälle, 1 bis 10 Jahre geheilt geblieben. Und zwar

6 Fälle 1 Jahr lang. Weitere Nachrichten fehlen.
4 „ 2 Jahre „ „ „ „
4 „ 3 „ „ „ „ „
4 „ 4 „ „

2 Fälle	5	Jahre	lang.
4 „	6	„	„
1 Fall	7	„	„
1 „	8	„	„
1 „	9	„	„
1 „	10	„	„

Teilt man sämtliche Kehlkopfkranke in zwei Rubriken, so ergeben sich

an günstigen Resultaten 305 = 61,2 %,
an nicht günstigen Resultaten 193 = 38,8 %.

Da wir unsere Resultate diesmal in 5 Rubriken wiedergaben, in einer unserer früheren Veröffentlichungen aber nur 3 aufstellten, so wird man bei einem Vergleiche am besten die eben gemachte Zweiteilung in günstige und in nicht günstige Resultate auch auf die frühere Statistik anwenden. Es ergeben sich dann

1898: günstige 48 = 69,5 %, gegen jetzt 61,2 %
ungünstige 21 = 30,5 %, gegen jetzt 38,8 %.

Es ist dazu zu bemerken, daß die damalige Statistik revidiert und in die jetzige mitaufgenommen wurde. Die kleinen Differenzen der beiden getrennten erklären sich im wesentlichen dadurch, daß das jetzige über siebenmal so große Material naturgemäß eine viel zuverlässigere Prozentualberechnung ergeben muß. Wir bekennen, daß es überhaupt nicht zweckmäßig ist, aus unter Hundert gelegenen Zahlen Prozentsätze abzuleiten, wenn auch der Vergleich dadurch erleichtert wird. Bei der Durchmusterung des ganzen Krankenmaterials hat sich uns aber noch sehr stark die Tatsache aufgedrängt, daß die letzten Jahrgänge der Heilanstalt Falkenstein eine immer größere Zahl Schwerkranker brachten, denen man meist nur mehr eine palliative Behandlung gewähren konnte.

Wenn man bedenkt, daß von unseren Larynxkranken nur rund ein Drittel eine als leicht zu bezeichnende Larynxaffektion hatte und unter diesen 178 Leichtkranken sich 88, also ungefähr die Hälfte mit einer Lungenerkrankung des dritten Stadiums befanden, während weitere 69 eine Lungenerkrankung des zweiten Stadiums boten, so bleiben als rechtzeitig in Behandlung gekommene rund 20! übrig. Diese haben denn auch ein sehr günstiges Resultat erreicht.

Nach unseren Erfahrungen sind es nun zwei Gründe, welche die Patienten meistens spät und zu spät in die geeignete Behandlung kommen lassen. In erster Linie eine grenzenlose Indolenz und ein unverwüstlicher Optimismus des Kranken und seiner Angehörigen. Glaubt doch jeder, bei ihm und seinen Angehörigen werde dic Tuberkulose besonders rücksichtsvoll verfahren. Und in dieser Zuversicht, es wird ja nicht gleich so schlimm werden, wie der Arzt meint, entschließen sich nur wenige zu dem weitsichtigen Schritt, beizeiten die berufliche Tätigkeit oder die Liebhaberei und Bequemlichkeit zu unterbrechen, um ein Halb- oder Ganzinvalidentum abzuwehren. Gerade die weniger Begüterten sollten alles daran wenden, um ihr Hauptkapital, die Gesundheit oder Arbeitsfähigkeit, zu retten, solange sie noch zu retten ist.

Der zweite Grund aber ist ein zu großer Pessimismus oder, was ebenso schlimm ist, ein zu großer Optimismus des Arztes gegenüber einer Krankheit, die leider noch vielen zu Unrecht als unbekämpfbar gilt. Ist der Arzt nur selbst von der Wirksamkeit und Dringlichkeit einer rechtzeitigen Behandlung überzeugt, so wird er gewiß sehr häufig bei dem Kranken und dessen Angehörigen mit seiner Überzeugung durchdringen.

In dieser Beziehung ist, so glauben wir, eine Hoffnung auf Besserung berechtigt. Wo aber der erstgenannte Grund allein in Betracht kommt, wird es wohl so ziemlich beim alten bleiben, nicht bloß in unserer Disziplin, sondern im allgemeinen. Denn jener erste Grund entspringt einer integrierenden Eigenschaft des Menschengeschlechtes, eben dem, was man Menschlichkeit nennt. Man könnte es auch anders nennen.

Literaturverzeichnis.

Mehrere bestimmte der von uns angezogenen Arbeiten anderer Autoren seien hier genannt. Ausführliche Literaturverzeichnisse finden sich in Paul Heymann, Handbuch der Laryngologie und Rhinologie, ferner in Imhofer, Die Therapie der Larynxtuberkulose, Sammelreferat im Zentralblatt f. d. Grenzgebiete d. Med. und Chirurgie. 1906.

G. Avellis, Tuberkulöse Larynxgeschwülste. Deutsche Med. Wchschr. 1891, 32 u. 33.

A. Baer, Zur Kenntnis der Pharynxtuberkulose, Monatsschrift f. Ohrenheilkunde etc. 1899.

A. Baer, Zur Sonnenlichtbehandlung der Kehlkopftuberkulose. Wien. Klin. Wchschr. 1906 Nr. 10.

Beitzke, Über den Weg der Tuberkelbazillen von der Mund- und Rachenhöhle zu den Lungen etc. Virchows Archiv Bd. 184. 1906.

Besold, Über die Miterkrankung des Kehlkopfes bei Lungentuberkulose. Münch. Med. Wchschr. 1898, 26.

Besold, Casuistischer Beitrag zur Gaumen- und Kehlkopftuberkulose, Verhdlgg. südd. Laryngol. 1903.

Besold, Die Anstaltsbehandlung der Tuberkulose der Atmungswege. G. Reimer, Berlin, 1902.

G. Cornet, Die Tuberkulose, Nothnagels spez. Pathologie und Therapie. Bd. XIV, Teil III. Wien. Alfred Hölder. 1899.

B. Fraenkel, Der Kehlkopfkrebs, seine Diagnose und Behandlung. Deutsche Med.Wchschr. 1889, 1—6.

Gidionsen, Über die Behandlung der chronischen Lungen- und Kehlkopftuberkulose mit Hetolinjektionen. D. Archiv f. Kl. Med. Bd. 69.

Gidionsen, contra Cantrowitz, Schmidts Jahrb. Bd. CCLXXII. 170.

Gidionsen, Ein bemerkenswerter Fall von Tuberkulose der Trachea etc. etc. Münch. Med. Wchschr. 1901, 42.

Grünwald, Die Therapie der Kehlkopftuberkulose. J. F. Lehmann, München, 1907.

O. Heinze, Die Kehlkopfschwindsucht. Leipzig 1879. Veit & Co.

Th. Heryng, Die Heilbarkeit der Larynxphthise etc. Stuttgart Ferd. Enke 1887.

P. Heymann, Handbuch der Laryngologie und Rhinologie. Wien bei Alfred Hölder 1898.

Imhofer, Die Behandlung der Kehlkopftuberkulose. Prag. ed. Wchschr. 1903, 28, 30.

Imhofer, Die Therapie der Larynxtuberkulose, Sammelref. in Zentralblatt f. d. Grenzgeb. d. Med. und Chir. Bd. 5.

C. Kaiserling, Lehrbuch der Mikrophotographie. Berlin, Gustav Schmidt, 1903.

H. Krause, Über die Erfolge der neusten Behandlungsmethoden der Kehlkopftuberkulose. Kongr. f. innere Med. 1889 u. Therap. Monatshefte Mai 1889.

Kuhn, Perorale Tubage in der Pharyngologie, Verhandlgg. südd. Laryngol. 1906. (Stuber, Würzburg).

Kuhn, Perorale Tubage, perorale Intubation mit Überdrucknarkose. D. Zeitschr. f. Chir. Bd. LXXVI u. LXXVIII.

Kunwald, Über die Behandlung der Kehlkopftuberkulose mit Sonnenlicht, Münch. Med. Wchschr. 1905 No. 2.

Mulzer, Vergleichende experimentelle Untersuchungen über die Wirkung des Finsenschen Kohlenlichtes und der medizin. Quarzlampe. Med. Klinik. 1907.

M. Schmidt, Die Krankheiten der oberen Luftwege. Berlin, Jul. Springer. 3. Aufl. 1903.

Schröder-Blumenfeld, Handbuch der Therapie der chronischen Lungenschwindsucht etc. J. A. Barth, Leipzig.

Sokolowski, Über Heilbarkeit und örtliche Behandlung der sog. Kehlkopfschwindsucht. Wien. Kl. Wchschr. 1899.

Sorgo, Über die Behandlung der Kehlkopftuberkulose mit reflektiertem Sonnenlicht. Wien. Kl. Wchschr. 1904.

Störk, Die Erkrankungen der Nase, des Rachens und des Kehlkopfs, Alfred Hölder, Wien. 1895.

Strebel, Über kombinierte Behandlung des Lupus. Wien. Med. Pr. 1905 No. 42.

Strebel, Persönliche Mitteilungen.

Wichmann, Experimentelle Untersuchungen über die biologische Tiefenwirkung des Lichtes der medizin. Quarzlampe und des Finsenapparates. Münch. Med. Wchschr. 1907.

Sachregister.

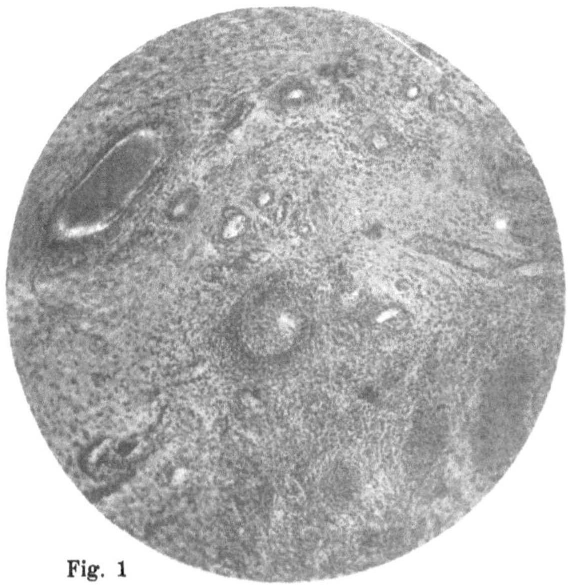

Fig. 1

Vergrößerung 37,5 fach.

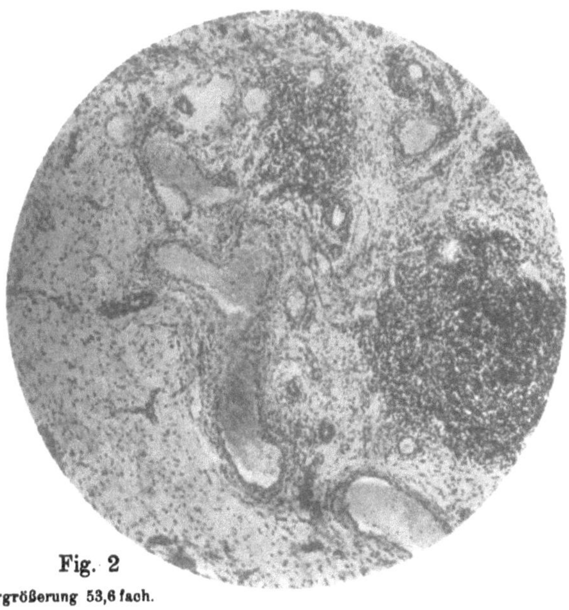

Fig. 2

Vergrößerung 53,6 fach.

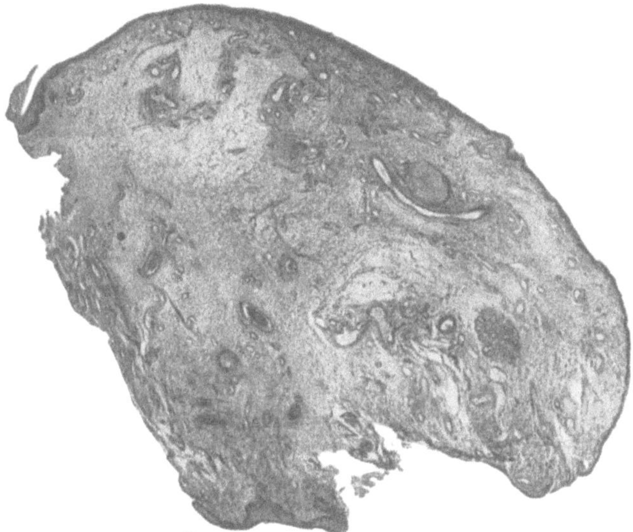

Fig. 3

Vergrößerung 12,5 fach.

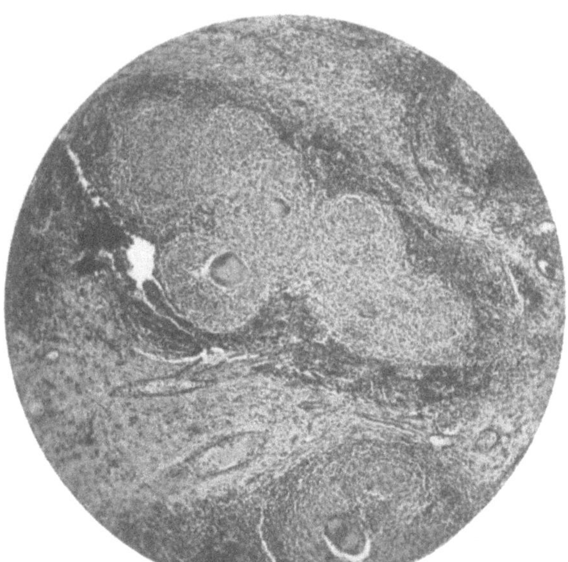

Fig. 4

Vergrößerung 54,4 fach.

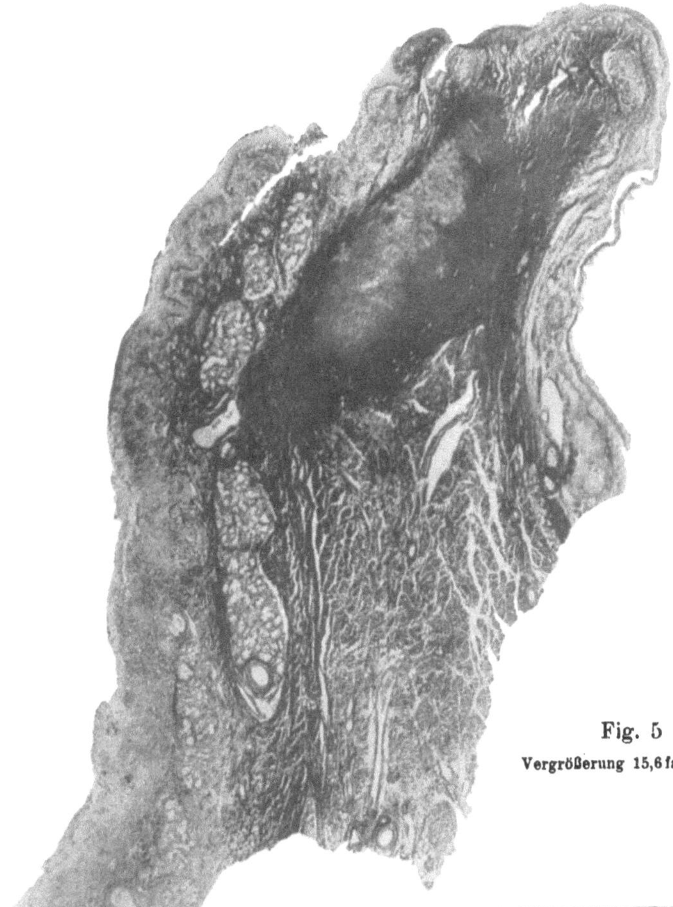

Fig. 5
Vergrößerung 15,6 fach.

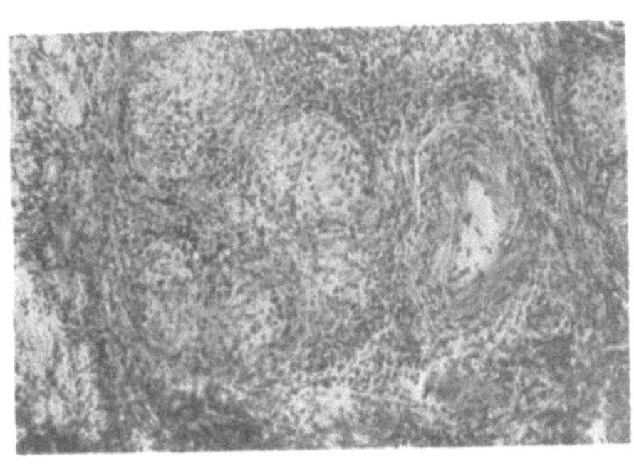

Fig. 14
Vergrößerung 93,3 fach.

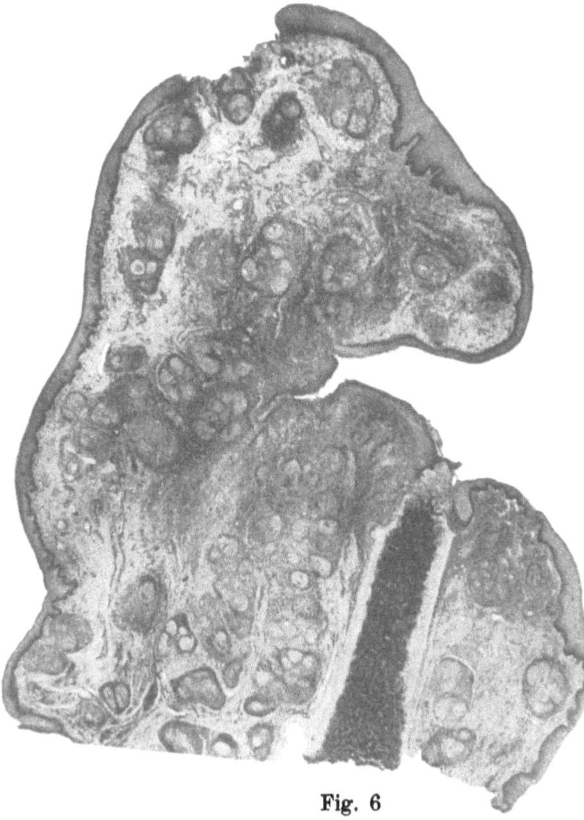

Fig. 6

Vergrößerung 12,5 fach.

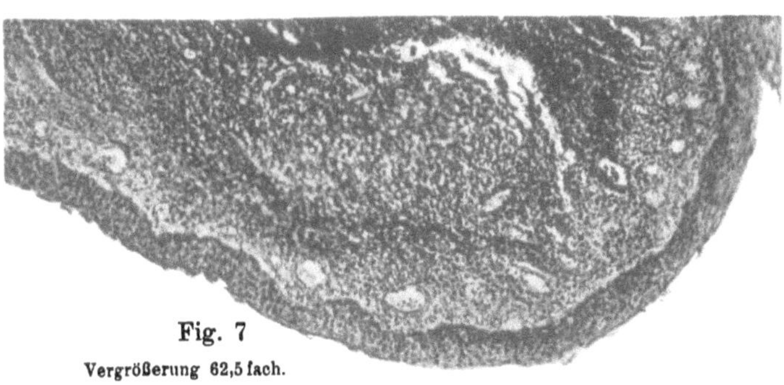

Fig. 7

Vergrößerung 62,5 fach.

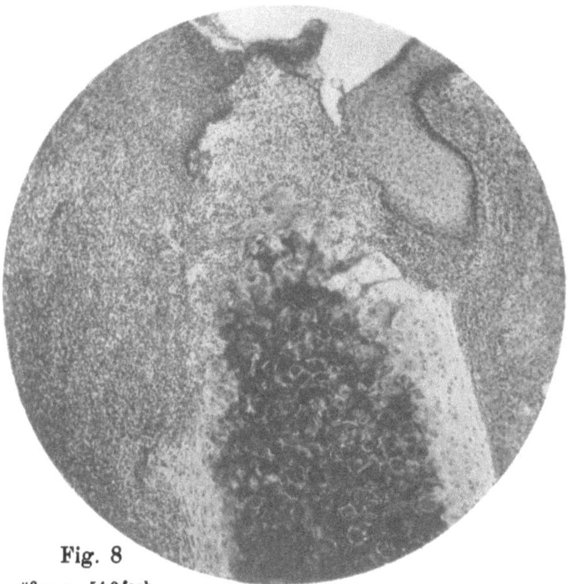

Fig. 8
Vergrößerung 54,2 fach.

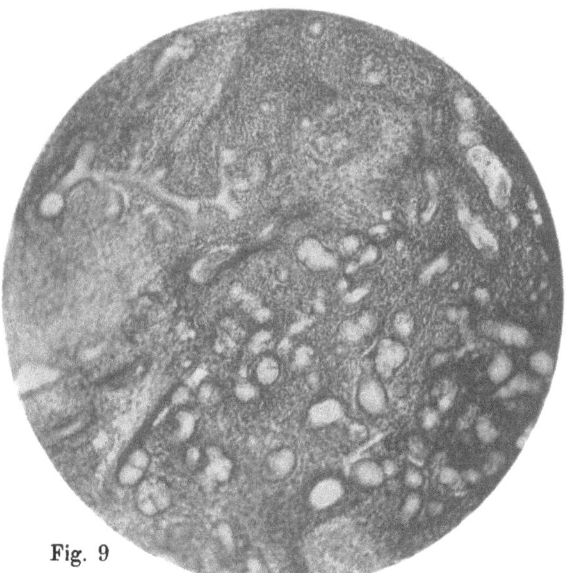

Fig. 9
Vergrößerung 57 fach.

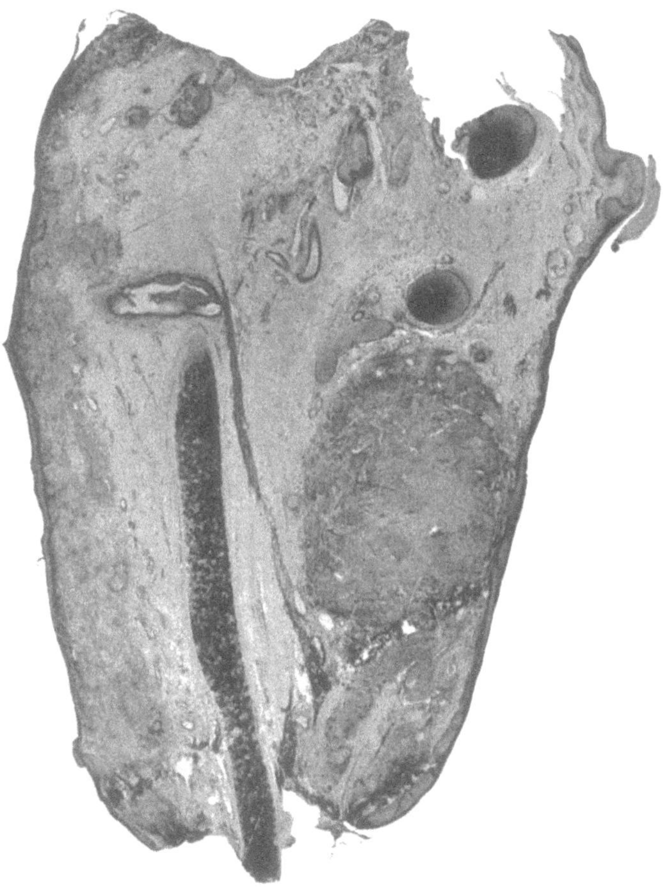

Fig. 10
Vergrößerung 14fach.

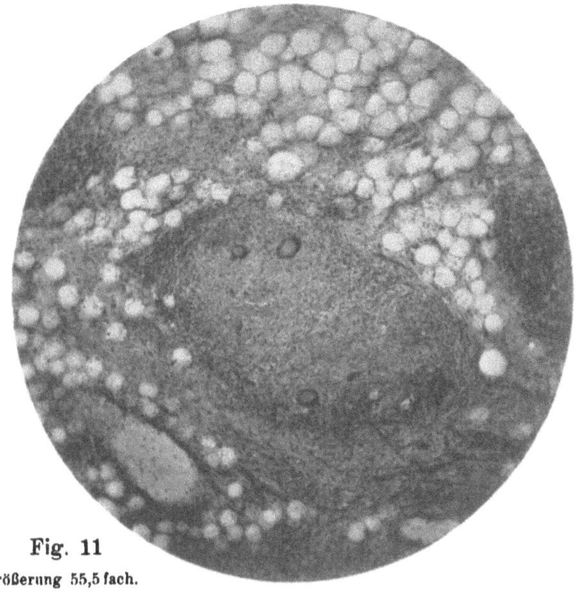

Fig. 11
Vergrößerung 55,5 fach.

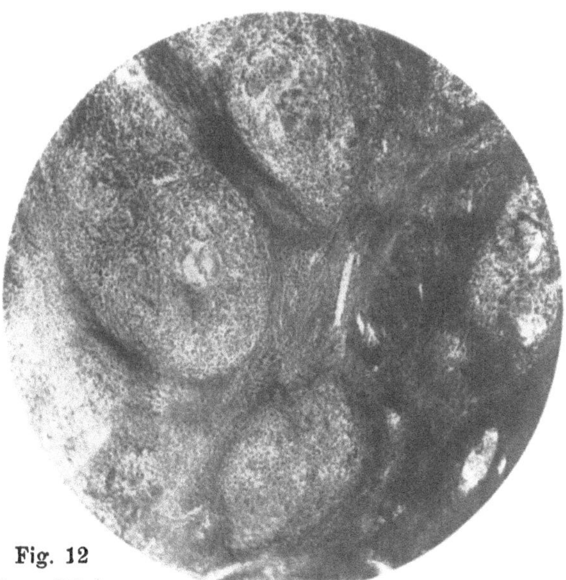

Fig. 12
Vergrößerung 56 fach.

FSC
www.fsc.org
MIX
Papier | Fördert gute Waldnutzung
FSC® C083411

Zeitfracht Medien GmbH
Ferdinand-Jühlke-Straße 7
99095 Erfurt, Deutschland
produktsicherheit@kolibri360.de